Volker Christmann

MUDRAS

Heilung in den Händen

Volker Christmann

MUDRAS

Heilung in den Händen

IRISIANA

MIX
Papier | Fördert gute Waldnutzung
FSC® C014496

Penguin Random House Verlagsgruppe FSC® N001967

1. Auflage

Neumarkter Straße 28, 81673 München
Projektleitung und Lektorat: Inga Heckmann
Herstellung: Timo Wenda
Satz: GGP Media GmbH, Pößneck
Umschlaggestaltung: Serifa Design Studio unter Verwendung eines Motivs von © Deepak Kumar Joshi und © shutterstock 1371344678/FauziMn
Druck und Bindung: GGP Media GmbH, Pößneck
Printed in Germany
ISBN: 978-3-424-15474-0

Für Sybille, Dennis, Sebastian und Chloe
(unsere kleine Mudra-Prinzessin)
und – natürlich – alle Leserinnen und Leser

Asato ma sat gamaya
tamaso ma jyotir gamaya
mrtyor mamritam gamaya
om shanti, shanti, shantih

Vom Nichtseienden führe mich zum Sein;
Aus der Dunkelheit führe mich zum Licht;
Vom Tod führe mich zur Unsterblichkeit.
OM Friede, Friede, Friede.

Brihadaranyaka Upanishad

Inhalt

Einleitung

Es war in den Achtzigern, als ich in Indien tiefer in die faszinierende Welt dieser zunächst oft recht seltsamen Handhaltungen, der sogenannten Mudras, eintauchen durfte. Diese Entdeckung bereichert mein Leben bis heute – und sie veränderte es in gewissem Maße auch ... Aber lassen Sie mich von vorne beginnen:

Wenn Sie heute etwas über Rishikesh hören oder lesen, der indischen »Hauptstadt des Yoga«, entstehen in Ihrem Kopf vielleicht Bilder von Yogaschulen, Hunderten von Leuten aus dem Westen, Trubel und Kommerz. Aber früher war das alles ganz anders: Ich wohnte damals oft im nahe gelegenen Dorf in dem ansonsten für Westler verbotenen Swarg Ashram, einem der ältesten Ashrams in Rishikesh. In jedem der kleinen Lädchen gab es das, von dem die Kaufleute wohl glaubten, dass es der Mann aus dem Westen besonders dringend benötigte: Mineralwasser und Toilettenpapier.

Eines Tages hatten mich die allgegenwärtigen Affen auf einem meiner morgendlichen Spaziergänge geradewegs zu jenem Mann getrieben, dessen Freundschaft mein Leben bereichern würde: Lal Bahadur Basnet. Er stellte sich im Laufe der Zeit als recht kritischer Geist heraus – ehemaliger Sprecher des Parlaments von Sikkim, Journalist, Schriftsteller, Fußballspieler im All-India-Cup, Freiheitskämpfer (als solcher inhaftiert) und Yogalehrer.

Ich war am unzugänglicheren rechten Gangesufer stromaufwärts unterwegs, der Quelle entgegen, da hatten sie mich nahe der Brücke erspäht: rötliche Hulmans, indische Languren aus der Familie der Schlankaffen, die aus dem nahen Dschungel kamen. Diesen bevölkerte damals noch so ziemlich alles, was Rudyard Kipling in seinem Dschungelbuch beschrieb. Es gab Schlangen, Panther, wilde Elefanten und Tiger. Sie waren die einzigen Bewohner des grünen Dickichts seit der großen Flut von 1924, wo die hier lebenden Einsiedler beinahe ausnahmslos Opfer der *Ganga* (Sanskrit für »Ganges«) und Rishikesh eine Beute der Tiger geworden war. Natürlich gab es ein paar Ashrams, die auch Touristen aufnahmen, aber seit den Zeiten der Beatles, Donovans und Mia Farrows, die Meditation mit Sex and Drugs and Rock 'n' Roll zu einem unentwirrbaren Knäuel verknotet hatten, war es nun wieder ruhig geworden. Die Zahl der Westler war mehr als überschaubar und häufig waren außer mir keine weiteren »Whities« vorhanden.

Jedenfalls hatten die frechen Hulmans meinen Rucksack als lohnenswerte Beute erspäht und gingen mit gebleckten Zähnen schreiend zum Angriff über. Ich floh über die Brücke in das nächstbeste Haus: einen der vielen Tempel am Ufer. Ohne zu fragen, brachte mich einer der jungen Priesterschüler auf das hier übliche Flachdach des Tempels, wo mich ein weißhaariger älterer Herr begrüßte. Er hatte einen kleinen Raum hier oben unter der weit ausladenden Krone eines Mangobaumes. »*Yogacharya!*«, wies der junge Brahmane auf den Älteren. »Yogalehrer!« Wie selbstverständlich hatte er angenommen, dass ein Mann aus dem Westen an diesem entlegenen Ort nichts anderes wollen konnte, als den Yogalehrer zu sehen. Und so begann eine wunderbare Freundschaft, die erst mit dem allzu frühen Tod Lal Bahadur Basnets endete.

Eines Tages ging ich mit Lalji ins nahe Hardwar, wo dieser etwas in einem der Ashrams zu erledigen hatte. Die Nachsilbe »-ji« ist die respektvolle Form der Anrede, zu der ich schon bald übergegangen war. Und dort sah ich ihn: einen der vielen *Sadhus*, der heiligen Männer, rot gewandet, strähniges Haar, Asche an Armen und Stirn, die Hand zu seltsamer Geste geformt. »Was bedeutet dies?«, fragte ich Lalji später. »Er betreibt Finger-Yoga, er formt mit seinen Händen *Mudras*. Sehr wirkungsvoll!« Ich kannte zwar schon einige wenige Mudras, also Handhaltungen, aus meinen Übungen – vor allem natürlich die Gesten, die ich in der Meditation verwendete, wie *Dhyana Mudra* und *Jnana Mudra* (siehe Seite 84 und 43), aber ich hatte mich nie wirklich mit dieser »Wissenschaft« beschäftigt. Doch nun begann ich, mich tiefer in sie zu versenken – und die Mudras wurden schließlich tägliche Begleiter in allen Lebenslagen, von den Yogaübungen und Meditationen früh am Morgen bis in den abendlichen Schlaf.

Allgegenwärtige Mudras

Mudras sind in Indien allgegenwärtig und finden vor allem als Therapeutikum Anwendung, sind aber auch im klassischen indischen Tanz (zum Beispiel *Bharatanatyam*) zu finden, der einen zutiefst religiösen Ursprung hat. Oder sie dienen als Kommunikationsmittel der unterschiedlichen *Swamis* und Sadhus, jener Heiligen und Bettelmönche, wenn sie sich für eine mehr oder weniger lange Zeit ins Schweigen (*Mauna*) zurückziehen.

Die Zahl der Mudras und sogenannten *Hastas* (therapeutische Handhaltungen) ist wahrhaft Legion, und so habe ich mich in diesem Ratgeber vor allem auf eine Auswahl beschränkt, die mir besonders hilfreich erscheint.

Im Anhang finden Sie noch einmal eine alphabetische Übersicht aller Mudras inklusive ihrer Anwendungen und Wirkungen (ab Seite 206), sowie umgekehrt auch eine weitere Auflistung aller Wirkungsbereiche und auch Beschwerden, die mit den Mudras assoziiert sind. So können Sie nach dem Lesen dieses Buches die Mudras, die Sie jeweils brauchen, bequem nachschlagen. Ebenso finden Sie dort ein Glossar, in dem alle Sanskrit-Ausdrücke und Wörter, die in diesem Text bei der ersten Erwähnung kursiv gedruckt sind, alphabetisch geordnet und noch einmal kurz erklärt. Da es im Sanskrit keine Großschreibung gibt, werden diese Begriffe im Verlauf dieses Buches auch in der Kleinschreibung abgebildet, außer es handelt sich um Begriffe, die längst in der deutschen Sprache angekommen sind, wie Yoga, Chakra – oder eben Mudra, und jene, die in diesem Buch häufig benutzt werden und die Sie bereits kennengelernt haben, wie alle Mudra-Bezeichnungen oder beispielsweise Hasta.

Die Zeichnungen in diesem Buch stammen zum größten Teil von meinem Freund Deepak Kumar Joshi, Yogalehrer, begnadeter *Thangka-*

Maler und Fernsehschaffender. Thangkas sind kunstvolle buddhistische Meditationsbilder. Die Zeichnungen, die er nicht mehr vollenden konnte – er verließ seinen Körper im Herbst des Jahres 2019 –, stammen von Jayaram Giri, Thangka-Maler auch er und ein Freund seit vielen, vielen Jahren.

Wenn Sie dieses Buch nun vor sich haben, lesen Sie es nicht nur, legen Sie es nicht unter das Kopfkissen, all dies nützt nichts! Denn wie schon einst Erich Kästner wusste: Es gibt nichts Gutes, außer man tut es. Wählen Sie also aus den in diesem Buch dargestellten Mudras diejenigen aus, die Sie persönlich ansprechen, die Sie – vielleicht – aufgrund Ihrer ganz eigenen persönlichen körperlichen und geistigen Situation benötigen. Die hier dargestellten Mudras stellen ein Angebot wie auf einer Speisekarte dar: Wie Sie in einem Restaurant nicht alle Speisen bestellen, benötigen Sie natürlich auch nicht alle hier dargestellten Mudras. Oft werden es nur zwei oder drei dieser wunderbaren Gesten sein, die etwas in Ihnen zum Schwingen bringen, aber es lohnt sich, gerade diese – eventuell mehrmals – täglich zu praktizieren.

Einführung:

Mudras – Energien und Elemente in Ihrer Hand

Das Geheimnis der Mudras

Immer wieder fragte ich Lalji, meinen väterlichen Freund, nach diesen geheimnisvollen Gesten, wenn wir Yoga übten auf der Dachterrasse des Lakshman Mandir hoch oben über der Ganga. Wir plauderten über Gott und die Welt und Yoga, immer wieder Yoga. Doch obwohl Lalji viele der Rituale der traditionellen Hindus belächelte – er arbeitete gerade an einem Manuskript »What's wrong with us Hindus?« (Was stimmt nicht mit uns Hindus?) –, schien er doch von der Wirksamkeit der Mudras überzeugt zu sein. »Viele sind natürlich nur symbolhafte Gesten. Wie könnte dies auch anders sein, stammen sie doch meist aus längst vergangener Zeit. Aber einige von ihnen zeigen tatsächlich Wirkung, auch auf körperlicher Ebene.« Versonnen sah er über den Fluss. »Sind dir noch nie die Großmütter aufgefallen, wenn sie ihren Enkeln die Finger massieren? Die Großmütter wissen viel mehr über die Kinder als deren eigene Mütter! Nässt ein Kind das Bett, massieren sie dessen kleine Finger, denn der kleine Finger regiert das Element Wasser im Körper. Und so regiert jeder Finger eines der Elemente, aus denen unser Körper besteht. Und glaub mir, sie würden dies nicht tun, wenn es nicht wirken würde! Seit Tausenden von Jahren!« Und so begann meine Erkundung dieser sagenumwobenen Fingerhaltungen.

Die Heilung in der Hand

Mudras und Hastas spielen eine wichtige Rolle in der traditionellen indischen Kultur und Gesellschaft, die in vielem noch wesentlich enger am »Kern und Wesen der Dinge« ist als unsere sogenannte aufgeklärte westliche Gesellschaft. Nach den Lehren der *Yoga Tattva Mudra Vijnana*, der Wissenschaft von den (Heil-)Gesten, resultieren alle Erkrankungen und Störungen von Körper und Geist aus Ungleichgewichten der fünf Elemente (siehe: »Mudras und die Welt der fünf Elemente«, ab Seite 24) und/oder einer Störung im natürlichen Fluss der Lebensenergie *Prana*. In diesem Zusammenhang werden Mudras und Hastas gesundheitsfördernde Wirkungen zugeschrieben. So werden die Handhaltungen als »geschlossene Stromkreise« in den feinstofflichen Kanälen (*Nadis*) des physischen und feinstofflichen Körpers betrachtet. Sie lenken den Energiefluss über die Nadis zum Gehirn und helfen so Körper und Geist, ganzheitlich miteinander zu kommunizieren: Bestimmte Bereiche der Hand sind mit bestimmten Teilen des Körpers und der Psyche verbunden und interagieren.

Die Systematik der Mudras

Der Begriff »Mudra« bedeutet im Sanskrit so viel wie »Geste«, »Siegel« oder »Zeichen«. Es gibt Mudras, die nur mit einer Hand ausgeführt werden (sogenannte *asamyukta hastas*), und Mudras, zu deren Ausübung beide Hände gemeinsam erforderlich sind (sogenannte *samyukta hastas*). Die Fingerhaltungen, mit denen wir uns im weiteren Verlauf beschäftigen, haben Einfluss auf Gesundheit, Körperenergien und Stimmungen. Ängste bewirken ein Zusammenziehen der *Chakras* (Energiezentren im Körper, siehe ab Seite 67), die Energien können nicht mehr ungehindert fließen. Durch diese Chakra-Blockaden verstärken sich die Ängste, diese führen zu einem weiteren Zusammenziehen der Chakras und so weiter und so fort.

Mudras sind aber auch etwas, das uns wortwörtlich guttut: *muda* bedeutet »Freude«, *ra* bedeutet »geben«. Auch im Hatha Yoga gibt es – vor allem auch im Zusammenhang mit *Pranayama*, den Atemübungen – eine Vielzahl von Mudras. Diese Mudras des Hatha Yoga galten in alter Zeit als Übungen für Fortgeschrittene, die nur nach langer Yogapraxis vom *Guru*, dem spirituellen Lehrer, an den *chela*, den Schüler, vermittelt wurden.

Es gibt fünf Gruppen von Mudras:

- Im Geist/Kopf ausgeführte Mudras: *manas*.
- Mit dem Köper ausgeführte Mudras: *kayas*.
- Mudras, die körperliche Verschlüsse bewirken: *bandhas* (siehe Seite 124).
- Mudras, die im Beckenraum durchgeführt werden: *adharas*.
- Mudras, die mit den Händen ausgeführt werden: *hastas*.

Mit Mudras erzielen wir große Wirkung, mit Hastas erreichen wir diese Wirkung mit recht geringem Aufwand. Es gibt symbolhafte Mudras, wie sie vor allem im tibetischen Buddhismus vorkommen, beispielsweise in ikonografischen Darstellungen der Götter und Helden. Und es gibt, wie bereits erwähnt, therapeutische Handhaltungen, die heilen. Oftmals jedoch sind sie beides: religiös und heilend. Kein striktes Entweder-oder, sondern ein harmonisches Sowohl-als-auch.

Die in diesem Buch dargestellten Mudras beziehungsweise Hastas helfen, Verspannungen zu lösen und das Wohlbefinden zu verbessern. Diese psychoneuronalen Gesten lenken den Energiefluss im Körper und beseitigen Störungen, die gesundheitliche Beschwerden verursachen. Durch Akupressur werden bestimmte Zentren und Energieleitbahnen aktiviert und von Blockaden befreit. Bewusste Atmung und leichte Yogaübungen (*Asanas*) unterstützen oftmals die Wirkung dieser Gesten und umgekehrt: Mudras stellen eine wunderbare Ergänzung zu Ihren sonstigen (Yoga-)Übungen und Meditationen dar.

Die Wirkung der Fingerhaltungen

Die Gesten können zur Gesundheitsvorsorge dienen und haben keinerlei Nebenwirkungen, sie stellen eine erste Hilfe bei akuten Erkrankungen oder Unterstützung bei chronischen Leiden dar. Sie können auch als Do-it-yourself-Methode zur Entwicklung latent vorhandener psychoenergetischer Potenziale verwendet werden. *Mritsamjivani Mudra* (siehe Seite 137) zum Beispiel wird traditionell bei Herzinfarkt eingesetzt und liebevoll »die lebensrettende Mudra« genannt. *Apana Mudra* (siehe Seite 59) hilft Frauen bei der Geburt, aber auch bei der Behandlung chronischer Verstopfung.

Basierend auf dem Wissen der Yoga Tattva Mudra Vijnana, der Wissenschaft von den (Heil-)Gesten, gibt es drei grundlegende Wirkungen der Mudra-Praxis:

1. **Tonisierend:** Hierzu berührt die Spitze des Daumens die Wurzel eines beliebigen Fingers. Hierdurch wird das mit diesem Finger verbundene Element verstärkt, tonisiert. Wenn Sie zum Beispiel mit dem Daumen die Wurzel des kleinen Fingers sanft, aber deutlich wahrnehmbar drücken, verstärken Sie das mit dem kleinen Finger assoziierte Element Wasser und damit alles Flüssige im Körper wie Blut, Lymphe, Schweiß, Urin.
2. **Beruhigend, sedierend:** Presst man den zur Daumenwurzel hin gebeugten Finger am Fingerrücken (Nagel oder Knöchel) sanft, wird das mit dem entsprechenden Finger verbundene Element abgeschwächt. Wenn Sie also den Mittelfinger mit dem Daumen bedecken wie bei *Akasha/Shunyata-Mudra* (siehe Seite 40), wird das Raum-/Äther-Element sediert und damit alle Hohlräume im Körper, wie Adern, Röhrenknochen, Nadis etc. Ein gebeugter, mit dem Daumen gepresster Zeigefinger verringert ein Zuviel an Winden *(vayus)*, Gasen im Körper und Flatulenzen.
3. **Harmonisierend, stabilisierend, ausgleichend:** Verbinden Sie die Spitze des Daumens mit der Spitze eines beliebigen anderen Fingers mit sanftem Druck, wird das diesem Finger zugehörige Element stabilisiert und mit den anderen Elementen harmonisiert, ins Gleichgewicht gebracht. Berühren sich zum Beispiel die Fingerspitzen von Daumen (*agni*/Feuer) und Zeigefinger (*vayu*/Wind) wie bei *Jnana Mudra* (siehe Seite 43), werden Feuer und Wind stabilisiert und miteinander und mit allen anderen Elementen zum Ausgleich gebracht. Dies ist eine der Mudras für die Meditation, die Geste des Bewusstseins, der Weisheit und des Wissens.

Arten der Handhaltungen

Bei der Ausführung dieser Handhaltungen gibt es, wie auf Seite 16 bereits erwähnt, grundsätzlich zwei Arten: Hastas, die mit beiden Händen gemeinsam ausgeführt werden, die Samyukta Hastas, und Gesten, die mit einer Hand (eventuell natürlich auch parallel mit beiden Händen) praktiziert werden, die Asamyukta Hastas.

Viele der dargestellten Hastas/Mudras werden auch im Zusammenhang mit Yogaübungen (Asanas und Pranayamas) ausgeführt. Ich selbst verwende Jnana Mudra zum Beispiel sehr gerne im Zusammenhang mit vielen Übungen im Stehen (wie *Tadasana*, die Bergstellung, siehe Seite 93), und bei Atemübungen (Pranayamas). Ich gehe auch oft mit dieser Handhaltung spazieren oder verwende *Brahma Mudra* und *Bhairava Mudra* (siehe Seite 155 und 86), um nur einige Beispiele zu nennen.

Elemente und Energien in den Fingern der Hand

Das Erste, was ich zum Gebrauch der Mudras lernte, war, wie sich die fünf Elemente, aus denen sich nach indischer Lehre alles Sein zusammensetzt, im Körper und in den Fingern manifestieren: Wasser *(jala)*, Erde *(prithvi)*, Raum/Äther *(akasha)*, Wind *(vayu/vata)* und Feuer *(agni)*. Mithilfe der Finger lassen sich diese Grundelemente beeinflussen, sozusagen »regieren«. Darüber hinaus repräsentieren und beeinflussen die einzelnen Finger auch einzelne Organe und Funktionen im Körper. Im folgenden Kasten (siehe unten) finden Sie eine Übersicht.

Manifestation der fünf Elemente in den Fingern

Daumen: symbolisiert Vitalität, Willenskraft und Lebensfreude; steht für Magen, Lunge und Immunsystem
Zeigefinger: Selbstwertgefühl, daraus resultierend Zuversicht und Mut; beeinflusst Atmung, Bauspeicheldrüse und Dickdarm
Mittelfinger: vermittelt innere Ruhe, Geduld und Harmonie; beeinflusst Kreislauf, Blase und Galle
Ringfinger: aktiviert Sinnlichkeit, Lust und Liebesfähigkeit; regiert Leber, Nieren und Körpertemperatur
Kleiner Finger: bestimmt Geist, Sprache und logisches Denken; beeinflusst Herz, Dünndarm und lymphatisches System

Energiekreisläufe im Körper

Die Fingerspitzen haben – nach der Zunge – die höchste Nervendichte im menschlichen Körper, also Leitbahnen, die Reize über die Nerven zu den Organen und Geweben des Organismus transportieren. An der Spitze eines jeden Fingers befinden sich in der Regel rund 4000 Nervenfasern, die mit den inneren Organen und dem zentralen Nervensystem verbunden sind und die durch die Hastas stimuliert werden können.

Nach der indischen Lehre haben alle Nerven ihren Ursprung im »Gehirn«. Zu den Anführungsstrichen – und ich verwende in diesem Text wirklich viele – eine kurze Erläuterung: Wir dürfen nicht vergessen, dass die Begrifflichkeiten zwischen Ost und West nicht immer exakt übertragbar sind. Prabhuji Surya Prakash, ein großer Heiliger, der bis zu seinem Tod im Juli 2023 in einer Höhle am Ufer der Ganga lebte, sagte mir einst vor vielen, vielen Jahren, während Schwärme von riesigen Fledermäusen und Flughunden über den Fluss flatterten, schmetterlingshaft in sinkender Nacht: »Warum sagst du ›Ost‹ und ›West‹?« Wir sprachen gerade über einen meiner Lieblingsschriftsteller, Rudyard Kipling, und sein berühmtes Gedicht »The Ballad of East and West«. Prabhuji fuhr fort: »Ist diese Erde nicht rund, ein Globus, der sich zudem ständig bewegt? Wie können wir da von ›Ost‹ und ›West‹ reden? Diese Bezeichnungen haben ihre Berechtigung in der relativen Welt, im Absoluten bedeuten sie – nichts …«, und so setze ich eben so manches in Anführungszeichen.

Alle Nerven also haben ihren wahren Ursprung im Gehirn, ziehen sich durch den gesamten Körper und enden in den Fingerspitzen und Zehen. So erklären sich so manche der »östlichen« Handlungen: die tiefe Verneigung vor einer geachteten, verehrten Person etwa, das Berühren ihrer Füße mit den Fingern. Die Füße der verehrten Person werden zum Sender von Energie, unsere Fingerspitzen zu deren Empfänger – der Energiekreis schließt sich.

Die Hand als Abbild des Körpers

Auch die Hand-Mudras, die Hastas, beruhen auf diesem Prinzip des Energiekreislaufs. Natürlich gibt es eine große Anzahl solcher Handhaltungen. Einige behaupten gar, es gäbe – ähnlich wie bei den Yogaübungen, den sogenannten Asanas – so viele wie Lebewesen. Auf einige besonders wichtige und hilfreiche Handhaltungen möchte ich hier eingehen. Diese Finger- oder Handhaltungen können im Zusammenhang mit bestimmten Übungen, mit Körperstellungen (Asanas), Atemübungen (Pranayamas), Körperverschlüssen (Bandhas, siehe Seite 124) oder Meditationen durchgeführt werden. Im Indien der Yogis stellen sie, wie eingangs erwähnt, oftmals einen Code dar, den der Adept benutzt, wenn er sich zum Beispiel in einer längeren Phase des Schweigens (*maun*) befindet. Auch in der indischen Heilkunst spielen diese Fingerhaltungen eine Rolle, stehen doch Hände und auch die Füße nach indischer Lehre in enger Beziehung zu den Hauptorganen des Körpers. Ein indisches Sprichwort lautet: »Berühren sich die Hände, so berühren sich auch die Herzen.« Ja, die menschliche Hand bildet in der Tat den gesamten Körper ab. Auch in der traditionellen chinesischen Medizin im Bereich der Akupunktur geht man davon aus und erzielt erstaunliche Heilerfolge.

Doch benötigen diese Mudras (Hastas) – wie so vieles – Übung und Zeit, damit sie wirken können und sich geschmeidig anfühlen. Denn die Verbindung von Körper und Geist, die über eine Vielzahl an Nervenzellen hergestellt wird, wird nur durch Wiederholung und Übung vertieft. Erst mit der Zeit können die wunderbaren »kleinen Helfer« ihre ganze Wirkung entfalten und werden wir ihrer gewahr.

Wie man Hastas am besten ausführt

Umgebung und Körperhaltung

Wenn nichts anderes angegeben ist, legen Sie die Hände am besten entspannt auf die Oberschenkel oder Knie,die Handflächen sanft nach oben geöffnet.

Hastas, Finger-Mudras, können grundsätzlich immer und überall und in jeder Körperhaltung praktiziert werden, solange Sie entspannt und symmetrisch ausgerichtet sind. Am besten jedoch praktizieren Sie die von Ihnen benötigten und gewählten Mudras in einem ruhigen Raum, wo Sie für einige Zeit einigermaßen ungestört sind, in einer Ihnen angenehmen Meditationshaltung oder aufrecht auf einem Stuhl sitzend. Aber Sie können Mudras auch während eines entspannten Spazierganges üben, das ist durchaus üblich. Schließen Sie – wenn möglich – die Augen und entspannen Sie sich. Richten Sie Ihre Achtsamkeit uneingeschränkt auf die Mudra, und folgen Sie deren Auswirkungen im Geist.

Dauer

Sie können die einzelnen Mudras (Hastas) nach eigenem Ermessen einsetzen; bewährt hat sich eine Dauer von 15 bis 45 Minuten pro Tag, eventuell auf verschiedene Sequenzen wie dreimal 15 Minuten aufgeteilt, aber auch schon fünf Minuten reichen so manches Mal aus, um eine entsprechende Wirkung zu erzielen. Probieren Sie es einfach aus! Meist werden Sie schon nach recht kurzer Zeit die feinen Effekte der entsprechenden Handhaltung spüren. Verwenden Sie nicht zu viele Mudras in einem Zyklus, da sich die Wirkungen sonst eventuell gegenseitig aufheben.

Druck

Führen Sie die Handhaltungen mit sanftem, nicht zu starkem Druck aus. Sanft, aber intensiv, wie es auch für die Ausführungen der meisten Yogaübungen gilt. »Das reine Handauflegen hat meines Wissens nach nur einmal in der Geschichte wirklich funktioniert«, meinte Lal Bahadur Basnet einmal lächelnd, als ich ihn nach der benötigten Druckintensität fragte. Er bezog sich damit natürlich auf Jesus. »Wir anderen müssen uns schon etwas mehr Mühe geben.« Praktizieren Sie diese Handhaltungen also stets mit einem sanften, dennoch aber intensiven Druck. Sanft, aber fest, wie es *Patanjali*, dieser Ahnherr allen Yogas für die Körperhaltungen (Asanas) postulierte: *sthira sukham asanam* – die Sitzhaltung sollte fest und angenehm sein.

Einige der Handhaltungen werden zwar bei der Ausübung verschiedener Asanas oder Pranayamas angewendet, Sie können diese aber selbstverständlich auch außerhalb Ihrer täglichen Yogapraxis beliebig lang ausführen, in der Regel bis zu einer Stunde je Handhaltung. Zwischen den einzelnen Hastas sollte eine Pause von mehreren Stunden liegen, um deren Wirkung vollständig zu entfalten.

In den folgenden Kapiteln bemühe ich mich, darzulegen,

- wie diese Mudras die fünf Elemente hinduistischer Philosophie *(samkhya)* repräsentieren,
- wie jeder Finger eines dieser Elemente beeinflusst und »regiert«,
- wie diese Handhaltungen die fünf Winde, die Energieströme im Körper, dirigieren und lenken,
- wie wir mithilfe dieser Handhaltungen die scheinbar geheimnisvolle und in Wirklichkeit doch so überaus reale Welt der Chakras positiv steuern können.

Nach diesem Themenkreis wenden wir uns einzelnen Phänomenen, Heilmöglichkeiten und Therapien einzelner Gebrechen und Erkrankungen zu, um schließlich zum Abschluss Körper, Geist und Umwelt in einer einzigen Übung zu harmonisieren und zu »heilen«.

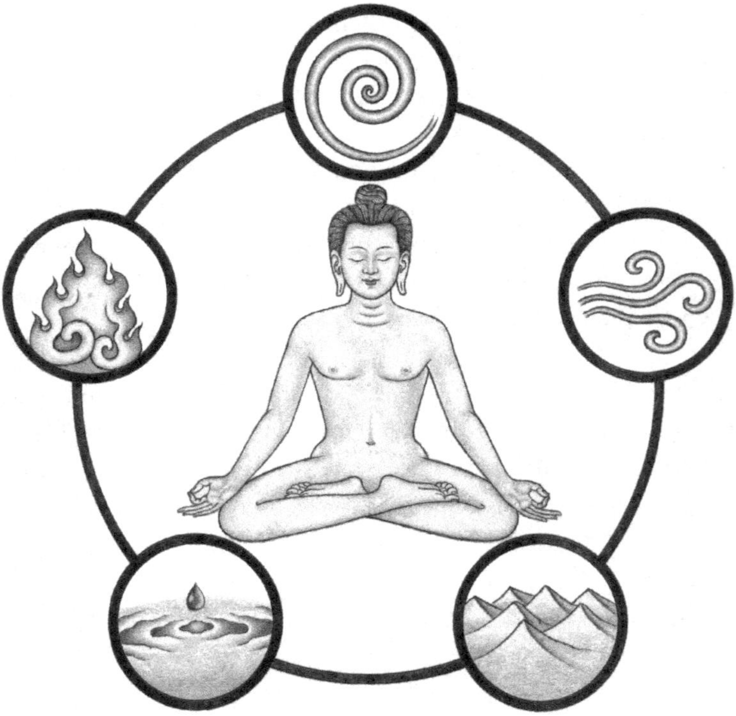

Mudras und die Welt der fünf Elemente

Die fünf Elemente: Panch Mahabhuta

Eine der Grundlagen der Lehre von den Mudras ist die Lehre von den fünf Elementen. Aus diesen manifestieren sich laut indischer Philosophie die einzelnen Bestandteile der Schöpfung und natürlich auch der Mensch, ein jedes auf seine ganz ureigene Art und Zusammensetzung. So gibt es auch im Hinduismus eine Vielzahl von Schöpfungsmythen, wie sie unter anderem in den ältesten indischen Schriften, den *Veden* und *Upanishaden*, dargelegt werden. Und auch hier sind die Elemente von herausragender Bedeutung, wie Sie in der folgenden Schöpfungsgeschichte erfahren werden.

Eine Schöpfungsgeschichte im Hinduismus

Zu Beginn eines jeden Schöpfungszyklus (nach westlicher Lesart: vor dem Urknall) liegt alles in prä-schöpferischer Ruhe: *Vishnu,* der erhaltende Aspekt Gottes, ruht in kontemplativem Schlaf auf der Weltenschlage *Shesha/Ananta* in den Weiten des kosmischen Ozeans der Zeit, ehe aus Vishnus Nabel *(Padmanabha)* eine Lotusblüte entspringt. Aus dieser Lotusblüte erwächst *Brahma*, der Schöpfer, der wiederum aus seinen Gedanken diese Welt erschafft. Als Erstes setzt sich der kosmische Ozean in Schwingung, es entsteht das Bewusstsein in seiner reinsten Form *(Purusha)*, als Urschwingung *(Spandana)*, und es entsteht die »heilige« Silbe OM (ॐ). Nun trennen sich Bewusstsein und Materie (da Purusha die Welt erleben möchte) und es entsteht *Prakriti*, die Urmaterie/Urnatur. Purusha (die Seele) nimmt in der Welt mit ihren unzähligen Lebewesen Gestalt an. Durch die Identifikation mit der äußeren, materiellen Welt und dem Vergessen unseres wahren Wesens entsteht all unser Leiden. Mit dem Ende der Verhaftungen mit der materiellen

Welt und dem damit verbundenen »Nicht-Wissen« *(Avidya)* endet auch das Leiden.

Unser Bewusstsein (Purusha) und auch alle Materie (Prakriti) manifestieren sich in drei Grundeigenschaften *(Gunas)*:

- *Rajas* Unruhe, Gier, Erregung, Getriebensein, Leidenschaft,
- *Sattva* Helligkeit, Leichtigkeit, Reinheit,
- *Tamas* Dunkelheit, Trägheit, Antriebslosigkeit.

Nach der *Sankhya/Samkhya*-Philosophie, einem der sechs orthodoxen philosophischen Systeme des Hinduismus *(Darshanas)*, und daraus abgeleitet auch im Ayurveda, besteht die gesamte Natur und damit natürlich auch der Mensch aus fünf (großen) Elementen *(Panch Mahabhuta)*. Diese konstituieren sich wiederum aus einer Kombination der drei Grundgleichgewichte – *Pitta*, *Vata* und *Kapha* (dazu später ab Seite 28):

- *Jala* (Wasser/nass),
- *Prithvi* (Erde/fest),
- *Akasha* (Raum/Äther/Leere),
- *Vayu* (Wind/Bewegung),
- *Agni* (Feuer/Hitze).

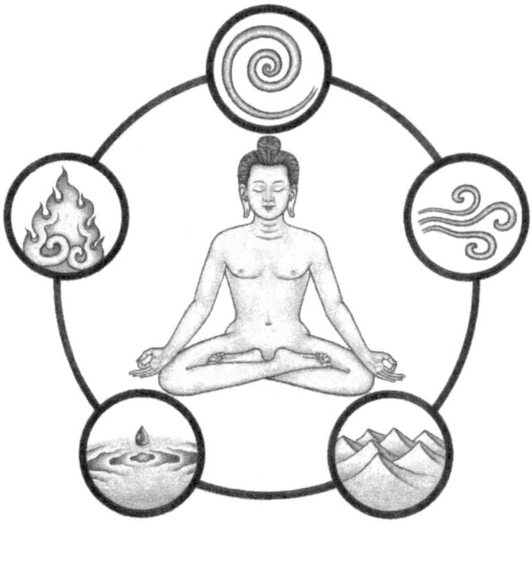

Die fünf Elemente in der Samkhya-Philosophie

Mithilfe der einzelnen Finger können wir nun die von ihnen »regierten« Elemente beeinflussen. Zusammengefasst lässt sich sagen: Jeder Finger steht nach den Lehren der Samkhya-Philosophie und damit des Yoga und des Ayurveda in Verbindung mit einem der fünf Elemente, beeinflusst dieses Element, »regiert« es. Die Handfläche beeinflusst den Geist.

Mudras und Doshas

Nach den Lehren des Ayurveda, der altindischen Gesundheitslehre, die sich auch hierzulande inzwischen großer Beliebtheit erfreut, besteht alle Natur aus diesen fünf Elementen. Diese wiederum manifestieren sich im Menschen in drei Konstitutionstypen, den bereits kurz erwähnten Doshas Pitta, Vata und Kapha.

Die Doshas und ihr Zusammenspiel formen die individuelle Persönlichkeit eines jeden Menschen, prägen Physiognomie, Charakter, Gesundheit und Anfälligkeit für Erkrankungen. Das ganz individuelle Zusammenspiel dieser Doshas, dieser »Fehler«, wie der Begriff wörtlich übersetzt lautet, dieser individuellen Merkmale, dieser uns bestimmenden »Säfte«, sollte eigentlich all unser Tun und Handeln leiten: Ernährung, Bewegung, Lebensstil und eben auch das Praktizieren der Mudras.

Verdeutlichen wir uns dies am Beispiel des Yoga: Neigt eine Person in diesem Zusammenspiel der Kräfte eher einem übermäßigen Kapha-Dosha zu, so empfiehlt es sich, die einzelnen Übungen zügig und schnell mit Wiederholungen durchzuführen, um ein Zuviel an Trägheit und eventuellem Übergewicht abzubauen. Der eher Vata-betonte Typus – der deutsche Ausdruck des »Durch-den-Wind-Seins« drückt recht deutlich die psychische und nervliche Konstitution dieser Personengruppe im Extremfall aus – sollte dagegen alles tun, um herunterzukommen, gelassener zu werden, sich zu erden, Kapha zu stärken, denn Kapha besteht eben aus den Elementen Wasser und Erde. Es empfiehlt sich in diesem Falle also, die Übungen sehr ruhig, in Superzeitlupe durchzuführen und in der Endstellung einige Zeit zu verweilen. Es versteht sich von selbst, dass wir auch in der Ernährung unserer jeweiligen Konstitution Rechnung tragen sollten.

In der folgenden Tabelle erhalten Sie eine Übersicht über das dem jeweiligen Finger zugeordnete Element und die assoziierten Körperfunktionen beziehungsweise Organe.

Elemente und Organe in den Fingern

Finger	Element	Organe und Körperfunktion
Kleiner Finger	Wasser (Jala)	Herz, Dünndarm, Lymphe
Ringfinger	Erde (Prithvi)	Leber, Nieren, Temperatur
Mittelfinger	Raum (Akasha)	Blase, Galle, Kreislauf
Zeigefinger	Luft (Vayu)	Dickdarm, Bauspeicheldrüse, Atmung
Daumen	Feuer (Agni)	Magen, Lunge, Immunsystem

Der Zusammenhang zwischen den fünf Elementen und dem jeweiligen Finger ist in der folgenden Zeichnung bildlich dargestellt. Die Elemente sind in Nepali beschriftet, da der Zeichner Deepak Joshi Nepalese ist. Nepali, die meistverwandte Sprache in Nepal, weicht stellenweise etwas von Hindi und Sanskrit ab, so wird hier Vayu als Bayu und Prithvi als Prithivi bezeichnet.

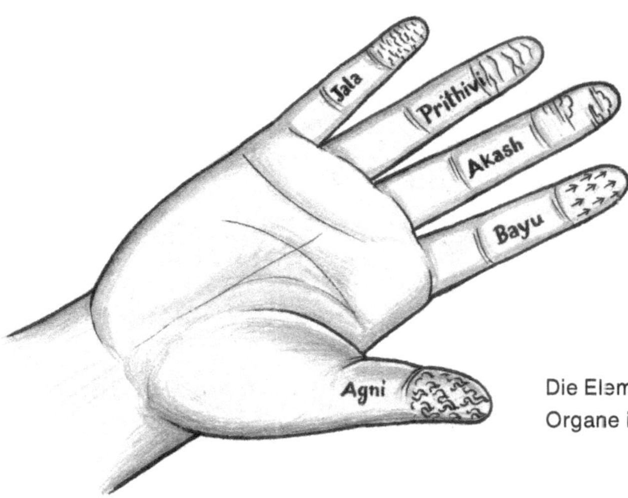

Die Elemente und Organe in den Fingern

Fingerkombinationen und ihre Wirkung auf den Organismus

Folgt man den ayurvedischen Grundprinzipien, den Doshas, Vata (Wind), Pitta (Galle) und Kapha (Schleim, Phlegma), so ergibt sich folgende Übersicht:

Verbindungen der einzelnen Finger und das entsprechende ayurvedische Grundprinzip

Verbindung von	formt das ayurvedische Grundprinzip (Dosha)
Mittelfinger und Zeigefinger	*Raum und Wind:* Vata
Daumen und kleinem Finger	*Feuer und Wasser:* Pitta
Kleinem Finger und Ringfinger	*Wasser und Erde:* Kapha

Vata regiert vor allem:

- Nervensystem,
- Verstand,
- Blutzirkulation,

und wird daher mit Krankheiten wie Lähmungen (Paralyse), Morbus Parkinson, Depressionen etc. assoziiert.

Pitta bestimmt:

- Verdauungssystem,
- Mastdarm,
- Hormonsystem,
- Körperwärme,

und damit verbundene Erkrankungen wie Gastritis, Schweiß, hormonelle Erkrankungen etc.

Kapha regiert vor allem:

- Lymphsystem,
- Körperstruktur,
- Flüssigkeitshaushalt,
- Immunsystem,

und damit einhergehende Erkrankungen wie Asthma, Gelenkerkrankungen etc.

Um etwas vorzugreifen, da wir die Chakras erst in einem späteren Kapitel behandeln (siehe ab Seite 67), aber dennoch konkrete Beispiele für die elementare Wirkungsweise der Finger in Mudras zu liefern: Berührt beispielsweise der Daumen die Kuppe des Ringfingers, wird das Muladhara Chakra, das Energiezentrum im Unterleib, aktiviert, das Element Erde verstärkt und der Geruchssinn verbessert. Diese Übung wirkt stabilisierend und ist gut gegen Stress. Darüber hinaus kräftigt diese Mudra Nägel, Haare, Muskeln und Knochen und strafft die Haut.

Ein sanfter Druck des Daumens auf den Mittelfinger belebt das Vishuddha Chakra, das Energiezentrum in der Kehle (siehe Seite 71), und dadurch das Ätherelement. Diese Mudra wirkt »klärend«; sie stimuliert das Gehör, reinigt die Nebenhöhlen und soll selbst Taubheit heilen.

Das Drücken des Zeigefingers (wie bei Jnana Mudra und Chin Mudra, Seite 43 und 45), bewirkt eine Stimulation des Anahata Chakras (siehe Seite 71), des Energiezentrums im Bereich des Herzens, und des damit verbundenen Luftelements. Diese Mudra vermehrt den Fluss der Lebensenergie, verbessert den Fühl- und Tastsinn und stärkt Nerven und Gehirn. Sie reinigt die Nebenhöhlen, beseitigt Schlaflosigkeit, Gedächtnisschwäche und Depressionen, erhöht die Intelligenz und führt zu spiritueller Erfahrung.

Berührt der Daumen der rechten Hand den linken Daumen wie in Dhyana Mudra, der Geste der Meditation (Seite 84), wird das Nabelzentrum oder Manipura Chakra angeregt und mit ihm das Feuerelement. Diese Mudra regt die Verdauungstätigkeit an, erhöht die Körperwärme und hat positive Auswirkungen auf das Gehirn.

Der kleine Finger: Wasser/nass - Jala

Der kleine Finger regiert das Element Wasser, das Nass und damit den Flüssigkeitshaushalt des Körpers. Jala ist also weitaus mehr als Wasser, also H_2O im chemischen Sinn, es ist, wie der Buddha sagt, alles Wässrige, Flüssige. Von besonderer Bedeutung sind hier vor allem der Blutkreislauf und das Lymphsystem (ohne hier Schweiß, Tränen, Urin, Galle, Speichel, Sperma etc. vergessen zu wollen). Rund zwei bis drei Liter Lymphe fließen pro Tag durch unseren Körper, filtern schädliche Fremdstoffe (Bakterien, Viren, Stoffwechselabfallprodukte) aus, entgiften sozusagen den gesamten Körper. Eine wichtige Rolle spielen dabei Lymphorgane wie die Milz, die Thymusdrüse und die Mandeln.

Dieser Flüssigkeitshaushalt wird maßgeblich vom Sakralzentrum (Svadhisthana Chakra) bestimmt. Es ist das zweite von sieben Hauptchakras (siehe ab Seite 67, »Mudras und die Welt der Chakras«). Dieses Sakralchakra unterhalb des Bauchnabels ist neben dem Flüssigkeitshaushalt für die Reproduktionsorgane, den Geschmackssinn, das Unbewusste, Intuition, Instinkt und Gefühle, Kreativität sowie Selbstakzeptanz und persönliche Beziehungen zuständig.

Im Folgenden finden Sie eine Beschreibung der Ausführung der Mudras mit dem kleinen Finger und ihre jeweiligen Wirkungen.

Jala Mudra/Varuna Mudra: Die Wassergeste

Diese Mudra ist die Geste ***Varunas***, des Gottes des Wassers, eine Geste mit einer Hand, also eine Asamyukta Hasta (siehe Seite 18).

Wirkung

Diese Mudra beseitigt Trockenheit in Körper, Augen und Mund und macht die Haut geschmeidig und strahlend. Sie heilt Pickel und andere Hauterkrankungen, die aus Wassermangel resultieren, Verdauungsstörungen und Verstopfung, Übersäuerung und Degeneration der Gelenkknorpel, trockene Ekzeme, Psoriasis, Krämpfe, Hormonmangel, Zungenkrankheiten und Geschmacksverlust. Sie wirkt blutreinigend und beseitigt oder lindert Erkrankungen der Nieren und der Blase und stärkt deren Energie.

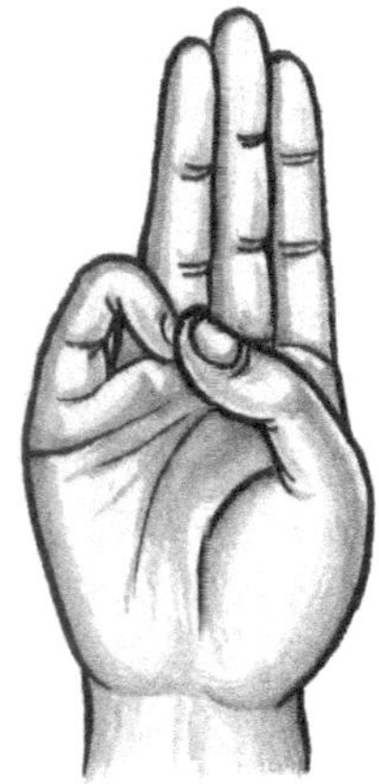

Jala/Varuna Mudra

Ausführung

- Bei dieser Mudra berühren sich die Fingerspitzen des kleinen Fingers und des Daumens mit sanftem Druck. Auch für diese Übung gilt – wie für die meisten dieser Mudras: Führen Sie diese Handstellung 5–45 Minuten mindestens zweimal täglich aus, bis die Beschwerden gänzlich verschwunden sind.

Jala Shaamak Mudra: Feuchtigkeit reduzieren

Eine Verringerung des Flüssigkeitshaushalts erzielt *Jala Shaamak Mudra*, ebenfalls eine einhändige Fingerhaltung. *Shaamak* bedeutet »auslöschen, abbauen, reduzieren«. Und so gibt es bei vielen Mudras auch eine Form, die das Gegenteil bewirkt: Erhöht Jala Mudra (siehe oben) den Flüssigkeitshaushalt, so reduziert Jala Shaamak/Jala Naashak diesen.

Wirkung

Die Wirkungen indes ähneln in vielem der Jala Mudra. Darüber hinaus gilt: Steigt das Wasserelement im Körper zu stark, verliert sich die Symmetrie des Körpers, der Körper wird zu schwer und die Person leidet oftmals sogar an psychischen Problemen. In diesen Fällen hilft Jala Shaamak Mudra. Außerdem lindert sie Halsschmerzen, laufende Nase, übermäßiges Wasserlassen, Bettnässen, Fettleibigkeit, übermäßigen Speichelfluss, Übersäuerung, Durchfall, Blutergüsse (vor allem in den Gelenken) feucht-kalten Körper, exzessive Menstruation etc. Auch diese Mudra stärkt die Energie der Nieren.

Ausführung
Hierzu beugt man die kleinen Finger (am besten immer mit beiden Händen gleichzeitig, aber auch einseitig ist dies möglich) ab dem zweiten Glied zur Daumenwurzel hin und drückt sie mit der Daumenkuppe von oben. Die drei restlichen Finger werden sanft gestreckt. Halten Sie diese Mudra - je nach Bedarf - 5 bis 45 Minuten. Gegebenenfalls zwei- bis dreimal täglich.

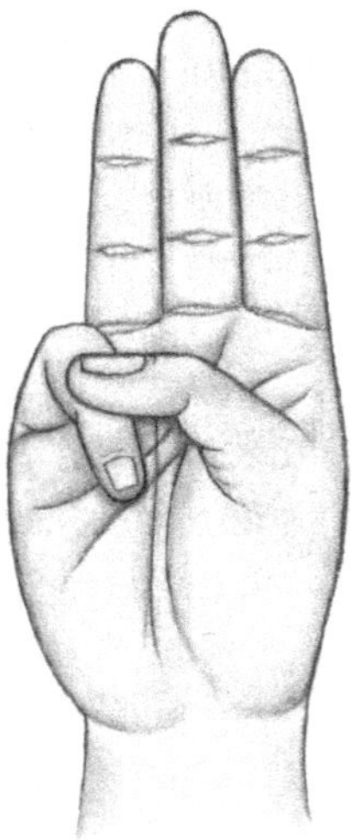

Jala Shaamak Mudra

Mutrashaya Mudra: Das Siegel der Nieren

Mutrashaya Mudra ist eine Variante von Jala Shaamak Mudra (siehe Seite 33). Mutrashaya bedeutet »Harngefäß« oder »Harnbeutel«.

Wirkung
Hier werden zwei Mudras - *Surya Mudra* (siehe Seite 37) und Jala Shaamak Mudra - miteinander verbunden, um das Wasserelement im Körper auszugleichen. Sie bewirkt eine Abschwächung des Wasserelements und die Erhöhung der Körpertemperatur, was wiederum durch »Verdunstung« das Wasserelement abschwächt. Vor allem zur Überwindung folgender Störungen kann diese Mudra wirksam eingesetzt werden: Probleme mit Harn und Ausscheidungen, Ödeme (Wassereinlagerungen), Wasserbauch (Aszites), übermäßiges Wasserlassen, Lymphstau (Elefantiasis), Schwellungen in Gesicht und Händen, übermäßi-

ger Speichelfluss, laufende Nase und wässrige Augen, Menstruationsstörungen, Übersäuerung, Diabetes, Hämorrhoiden und Nierenerkrankungen.

Ausführung

- Ringfinger und kleiner Finger werden zur Daumenwurzel hin gebeugt, der Daumen bedeckt diese beiden Finger. Dies bewirkt eine Reduktion des Wasserelements (kleiner Finger) durch das Element Feuer (Daumen und den gebeugten Ringfinger, siehe Seite 37: Sonnengeste).
- Mittelfinger und Zeigefinger werden sanft gestreckt.
- Diese Mudra kann bis zu 45 Minuten täglich, entweder am Stück oder in drei Teilen für jeweils 15 Minuten zu einer beliebigen Zeit durchgeführt werden. Schwangere vor Vollendung des achten Monats sollten diese Mudra nicht praktizieren! Danach wird eine zehnminütige Praxis drei- bis viermal pro Tag zu einer sanften Geburt führen.
- Es empfiehlt sich, diese Mudra nur bei Problemen oder Erkrankungen anzuwenden. Ist die Erkrankung oder das Problem überwunden, sollten Sie auf eine weitere Anwendung dieses Siegels verzichten.

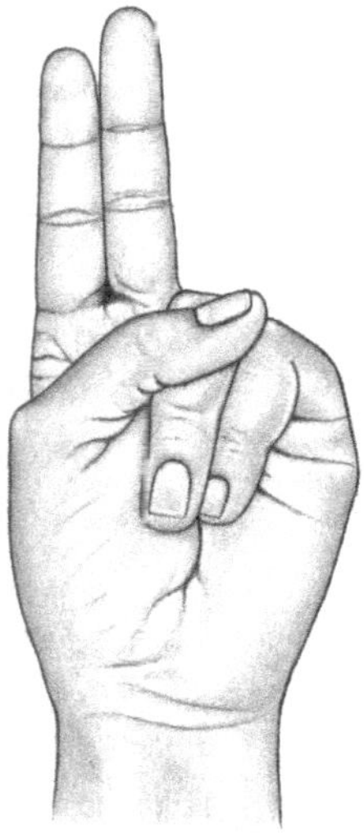

Mutrashaya Mudra

Der Ringfinger: Erde – Prithvi

Der Ringfinger repräsentiert das Erdelement und damit alle festen Bestandteile des Körpers und das Muladhara Chakra (siehe ab Seite 67: »Mudras und die Welt der Chakras«). Das Muladhara Chakra – zwischen Anus und Genitalien gelegen – ist die Stütze unseres gesamten Energiekörpers, es ist die Basis und das Fundament aller Höherentwicklung. Es verleiht Mut, Sicherheit und Stabilität. Ist es gestört, entstehen Angst, Nervosität und Unruhe. Hier ist der Ursprungsort der drei Hauptnadis (siehe Seite 76) *Ida, Pingala* und *Sushumna.* Hier ruht die Kundalini, jene sagenumwobene Kraft am unteren Ende der Wirbelsäule, deren Aufstieg eines der Ziele allen Yogas ist. Hier ruht ebenso unser Karma, also all die Auswirkungen unserer Taten in diesem und früheren Leben. Dieses Wurzelchakra steht für familiäre Bindungen und das Körperbewusstsein sowie das Unterbewusstsein.

Prithvi Mudra: Die Erdgeste

Lassen wir zunächst den Buddha in der Rede an seinen Sohn, Rahula, zu Wort kommen, als er diesem die Rechte Achtsamkeit erläutert: »Was sich, Rahula, innerlich einzeln fest und hart darstellt, als wie Kopfhaare, Körperhaare, Nägel, Zähne, Haut, Fleisch, Sehnen, Knochen, Mark, Nieren, Herz, Leber, Zwerchfell, Milz, Lunge, Magen, Eingeweide, Weichteile, Kot oder was sich irgend sonst noch innerlich einzeln fest und hart darstellt, das nennt man, Rahula, das innere Erdelement.« (Quelle siehe Anhang)

Wirkung

All dieses »Erdhafte« kann mithilfe der *Prithvi Mudra*, der Erdgeste, positiv beeinflusst werden. Prithvi Mudra steht für Festigkeit und Beständigkeit. Sie gleicht ein Defizit an Erdenergie im Körper aus und überwindet körperliche und geistige Müdigkeit und Schwäche. Sie beseitigt Fettleibigkeit, Magersucht und Haarausfall, Erkältungen und Husten und reinigt Mund und Hirn und Haut. Sie ist gut bei Fieber und Diabetes. Diese Mudra stärkt Verdauung und Vitalität; sie verstärkt die sattvaischen (siehe Seite 27) Qualitäten und beseitigt Vitaminmangel. Sie kräftigt Nägel, Haare, Muskeln und Knochen, strafft die

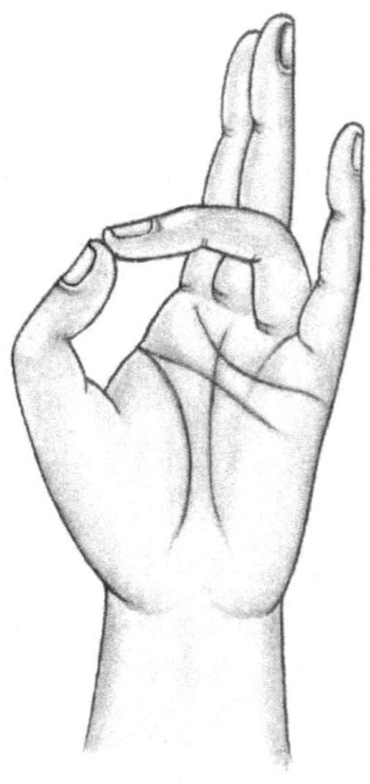

Prithvi Mudra

Haut und intensiviert den Geschmackssinn. Sie stimuliert die Körpertemperatur, Leber und Magen und macht den Körper aktiv und strahlend. Prithvi Mudra »schützt das Leben des Übenden und verleiht ihm Kraft«, meint Acharya Keshav Dev, der wohl bekannteste Mudra-Forscher Indiens und Leiter des Vivekananda-Yoga-Ashrams in New Delhi.

Ausführung

- Für Prithvi Mudra berühren sich die Fingerkuppen von Daumen und Ringfinger mit sanftem Druck ca. 5 bis 45 Minuten, wann immer Sie etwas mehr »Erdung« benötigen.

Prithvi Shaamak Mudra/Surya Mudra: Die Erde reduzierende Geste/Sonnengeste

Auch zu Prithvi Mudra gibt es ein passendes Pendant: *Prithvi Shaamak Mudra*, auch unter dem Namen *Surya* (Sonnen-)*Mudra* bekannt.

Wirkung

Diese Mudra hilft, das Sonnenelement im Körper auszugleichen, sie stärkt das Feuerelement, insbesondere das Verdauungsfeuer Agni und damit die Verdauung, reduziert das Erdelement und unterstützt die Gewichtsreduktion, lässt die Pfunde geradezu purzeln. Sie harmonisiert den Körper und verhindert oder reduziert Fettleibigkeit. Sie steigert die Körpertemperatur vor allem der Haut, Hände und Füße, reduziert Stress und Cholesterin, lindert Diabetes, Probleme der Leber und der Augen. Einige Mudra-Heiler behaupten gar, diese Übung heile selbst den grauen Star. Diese Mudra reguliert darüber hinaus die Unterfunktion der Schilddrüse und hilft bei Reizmagen und Verstopfung. Auch bei starken Kopfschmerzen ist diese Übung wirksam.

Besonders schön und wirkungsvoll ist es, diese Mudra bei Sonnenaufgang auszuführen, wenn die Sonne gerade über der Erde steht.

Ausführung

- Setzen Sie sich in eine Ihnen angenehme meditative Haltung. Legen Sie die Hände auf die Oberschenkel oder die Knie – die Handflächen zeigen nach oben –, schließen Sie die Augen und entspannen Sie sich. Sie können diese Mudra selbstverständlich auch im Stehen oder im Gehen ausführen.
- Beugen sie den Ringfinger ab dem zweiten Glied der Daumenwurzel und pressen Sie ihn von oben her leicht mit dem Daumen. Die drei restlichen Finger werden sanft gestreckt. Sie können diese Übung selbstverständlich auch mit beiden Händen gleichzeitig ausführen.
- Verharren Sie mit dieser Geste 3 bis 15 Minuten. Um eine möglichst hohe Wirkung zu erzielen, führen Sie diese Mudra dreimal täglich aus.
- Wenn Sie Freude daran haben, mit Mantras zu üben, können Sie hier das Mantra der Sonne verwenden:

Oṃ mitrāya namaḥ
Oṃ ravaye namaḥ
Oṃ sūryāya namaḥ
Oṃ bhānave namaḥ
Oṃ kaghāya namaḥ
Oṃ pūṣṇe namaḥ
Oṃ hiraṇyagarbhāya namaḥ
Oṃ marīcaye namaḥ
Oṃ ādityāya namaḥ
Oṃ savitre namaḥ
Oṃ ārkāya namaḥ
Oṃ bhāskarāya namaḥ

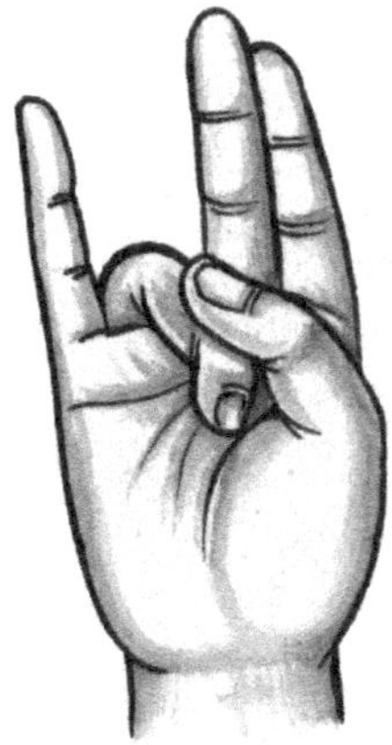

Surya Mudra

Diese Mudra sollte im Sommer wegen der Steigerung der Körpertemperatur nicht allzu lang ausgeführt werden!

Der Mittelfinger: Raum – Akasha

Der Mittelfinger regiert das Vishuddha Chakra, das Kehlchakra, und das Element Raum, Äther (Akasha), das subtilste der fünf Elemente. Damit beeinflusst er alle Hohlräume im Körper wie (Röhren)-Knochen, Adern, Organe des Magen-Darm-Traktes, Lunge und Gebärmutter. Das Kehlchakra (oder auch Halschakra) sitzt zwischen Kehlkopf und Kehlgrube, auf körperlicher Ebene wird ihm die Schilddrüse zugeordnet. Das Vishuddha Chakra steht für Kommunikation, Ausdrucksvermögen, aber auch für Wahrheit und Authentizität. Dieses fünfte Chakra auf dem Weg der Kundalini nach oben entwickelt sich erst im Alter von 16 bis 21 Jahren und findet seine wahre Ausprägung zwischen dem 28. und 35. Lebensjahr. Es ist zuständig für das Sprechen und eine harmonische Verbindung der Sonnen- und Mondenergie *(Ha Tha)* sowie eine intakte Funktion der Schilddrüse. Darüber hinaus wird das Kehlchakra dem Vagusnerv zugeordnet, dem zehnten und verzweigtesten Nerv des parasympathischen Nervensystems, der an der Regulierung fast aller inneren Organe beteiligt ist, insbesondere des Kehlkopfes, des Rachens, der Speiseröhre, der Gehörgänge und der inneren Organe des Brust- und Bauchraums.

Auch zu diesem Raumelement gibt uns Buddha in seiner Lehrrede an Rahula wieder klarere Hinweise: »Was ist nun, Rahula, die Raumart? Die Raumart mag innerlich sein oder äußerlich. Was ist aber, Rahula, die innere Raumart? Was immer an inneren, zu einem selbst gehörenden Dingen, Raum, raumhaft und Objekt des Anhaftens ist, wie die Ohrhöhle, die Nasenlöcher, die Mundöffnung und die Öffnung mit der, was getrunken, verzehrt und geschmeckt worden ist, heruntergeschluckt wird, und die, in der es sich ansammelt, und die, durch die es unten ausgeschieden wird, und was sonst noch an inneren, zu einem selbst gehörenden Dingen Raum, raumhaft und Objekt des Anhaftens ist: Dies nennt man das innere Raumelement.« (Quelle siehe Anhang). Und all dieses »Raumhafte« kann mithilfe von *Akasha Mudra* und *Akasha Shaamak Mudra* ins Gleichgewicht gebracht werden.

Akasha Mudra/Shunya(ta) Mudra: Die Geste des Raums/die Geste der Leere

Bei der Akasha Mudra berühren sich Daumen und Mittelfinger mit sanftem Druck, dadurch wird die Kraft des Raumelements harmonisiert.

Wirkung

Akasha Mudra wirkt entgiftend und kurbelt den Stoffwechsel an. Negative Gefühle wie Ärger, Angst und Sorgen werden durch positive Gefühle ersetzt. Diese Mudra unterstützt die Entgiftung des Körpers durch Atmung, Schweiß, Urin und Stuhlgang. Sie lindert Völlegefühl, Schwere und physische Trägheit. Diese Mudra hilft, Unannehmlichkeiten zu überwinden, die aus zu viel Essen resultieren, Verstopfung zu beseitigen, ist wirksam gegen Kopfschmerzen, Migräne, Nebenhöhlenentzündungen, Ohrenentzündungen, Asthma, Verengung der Bronchien, Brustverengung und Angina pectoris. Sie reguliert den Herzschlag, stärkt das Herz und senkt den Blutdruck. Diese Mudra unterstützt bei der Meditation, reinigt Gefühle und Gedanken, steigert Intuition und Achtsamkeit und sogar das Hörvermögen. Sie verschafft deutliche Erleichterung bei Zahnschmerzen, stärkt die Zähne und den Gleichgewichtssinn. Besonders gut wirkt diese Mudra bei Dämmerung. Beim traditionellen Japa, dem Rezitieren eines Mantras mithilfe einer Mala, einer Kette mit 108 Perlen, werden diese unter Anwendung von Akasha Mudra weiterbewegt.

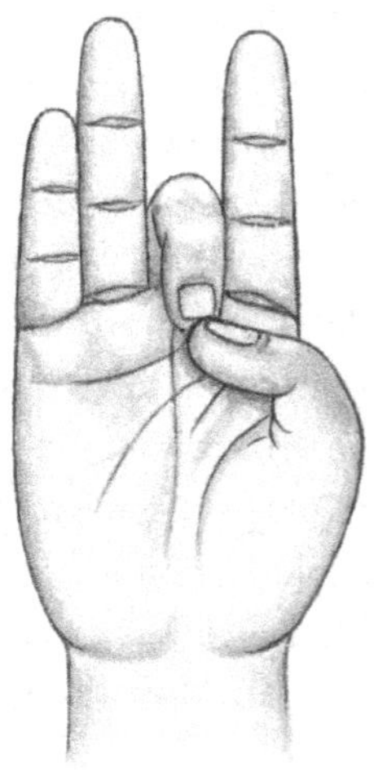

Akasha/Shunyata Mudra

Ausführung

- Auch diese Mudra kann in jeder von Ihnen favorisierten Körperhaltung - egal, ob sitzend, stehend, liegend - ausgeführt werden. Die beste Wirkung auf Ihren Organismus erzielen Sie jedoch, wenn Sie entspannt mit aufrechtem Rücken in einer Ihnen angenehmen Meditationshaltung sitzen.

- Pressen Sie die Spitze des Mittelfingers sanft, aber intensiv mit der Daumenspitze 5 bis 30 Minuten. Um eine Verbesserung des Gehörs zu erzielen, sollten Sie diese Handhaltung mindestens dreimal pro Tag ausführen.
- Diese Mudra sollte im Bedarfsfall bis zu 50 Minuten pro Tag (auch in bis zu drei Sequenzen) angewendet werden.

Akasha Shaamak Mudra/Shunya Mudra

Wirkung

Die Wirkungen dieses Akasha-»Antagonisten« ähneln denen der Akasha Mudra. Ich selbst finde ihre Wirkungen – vor allem ihre Wirkungen auf das Gehör – ungleich stärker als die ihrer Schwester. Sie mindert zwar das Raumelement im Körper, aber verjüngt ihn gleichzeitig. Shunya Mudra beseitigt Ohrprobleme, Taubheit, schwache Knochen und Herzkrankheiten, die Schleimhäute werden gekräftigt, Hals- und Schilddrüsenprobleme verschwinden. Ohrenschmerzen vergehen meist schon nach wenigen Minuten. Falls eine vollständige Heilung ausbleibt, sollte Shunya Mudra durch Vayu Mudra (siehe Seite 45) – eine halbe Stunde pro Tag praktiziert – ergänzt werden.

Ausführung

- Beugen Sie den Mittelfinger, bis er den Daumenballen berührt; drücken Sie den Mittelfinger leicht mit dem Daumen.

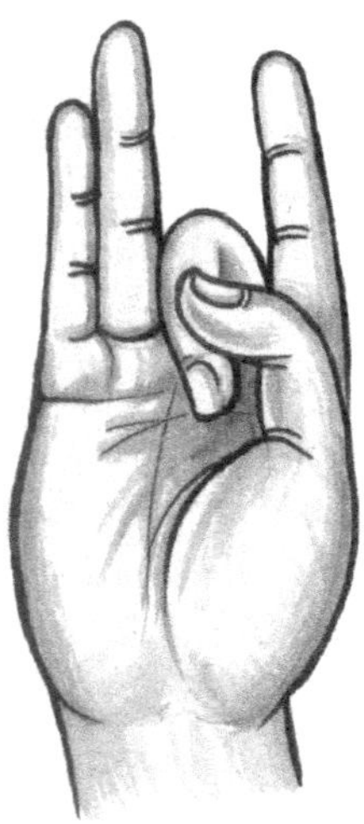

Akasha Shaamak Mudra/ Shunya Mudra

Diese beiden Mudras – Akasha Mudra und Akasha Shaamak Mudra – sind ein grandioses Heilmittel bei allerlei Ohrproblemen wie Schwindel, Tinnitus, ja selbst Taubheit. Auch Taubheits- oder Leere-Empfindungen in Kopf, Brust, Unterleib oder Rumpf werden häufig beseitigt, zumindest aber gelindert.

Der Zeigefinger: Wind/Luft – Vayu

Der Zeigefinger ist dem Element Wind/Luft (Vayu) und dem Herzchakra, dem Anahata Chakra, zugeordnet und beeinflusst alles »Gasförmige« im Körper. Die Eigenschaften des Luftelements sind Bewegung, Trockenheit, Rastlosigkeit und Ausdehnung. In der Samkhya-Philosophie, im Yoga und im Ayurveda wird ihm entsprechend die Qualität Rajas (siehe Seite 27) zugeschrieben. Ein Ungleichgewicht im Luftelement kann eine Vielzahl körperlicher und mentaler Störungen hervorrufen: Schlaflosigkeit, Lähmungserscheinungen, Darmbeschwerden, Bauchschmerzen, Blähungen, Flatulenzen und Aufgeblähtsein gehören ebenso dazu wie Gicht, Schwindelgefühle, Trauer und viele seelische Beschwerden. Das Herzchakra ist das energetische Zentrum des Körpers und der Sitz Pranas, der Essenz des Atems und der Lebenskraft. Auf physischer Ebene regiert dieses Zentrum Atmung und Kreislauf. Es hat seinen Sitz in der Wirbelsäule hinter dem Brustbein auf der Höhe des Herzens.

Hören wir zunächst einmal wieder den Erhabenen: »Was ist nun aber, Rahula, die Windart? Die Windart mag innerlich sein oder äußerlich. Was aber ist, Rahula, die innere Windart? Was sich innerlich einzeln flüchtig und luftig darstellt, wie die aufsteigenden und absteigenden Winde, die Winde des Bauches und des Darmes, die Winde, die jedes Glied durchströmen, die Einatmung und die Ausatmung: Dies oder was sich irgend sonst noch innerlich einzeln flüchtig und luftig darstellt, das nennt man, Rahula, innere Luftart …« (Quelle siehe Anhang).

Jnana (Gyana) Mudra: Das Siegel des Wissens und der Weisheit

Die Mudra, die das Element Wind kräftigt und verstärkt, wird Jnana Mudra genannt, die Geste der Weisheit und des Wissens und wird häufig als Meditationshaltung verwendet. Bei dieser Mudra zeigen in manchen Schulrichtungen die geöffneten Handflächen nach oben, da hier von außen oder oben Wissen empfangen wird. Viele Götter werden mit dieser Handhaltung dargestellt: Zeigefinger und Daumen berühren sich an der Spitze, oder der Daumen liegt locker auf dem ersten Glied des Zeigefingers. Die drei ausgestreckten Finger symbolisieren die drei Eigenschaften (Gunas), Sattva, Rajas und Tamas (siehe Seite 27).

Der - nach der bisher verwendeten Kategorisierung - Name Vayu Mudra wird hier kaum verwendet, vielmehr wird Vayu Shaamak Mudra der Einfachheit halber meist als Vayu Mudra bezeichnet. Auch deshalb, weil man meist kaum ein Zuviel an Winden im Körper wünscht. Bei manchen Problemen allerdings ist zur Heilung - vor allem in Verbindung mit anderen Mudras wie Akasha Mudra - ein Mehr an Winden durchaus wünschenswert, beispielsweise bei Ohrerkrankungen. Die eigentliche Vayu Mudra ist nur unter dem Namen Jnana Mudra *(Gyana Mudra)* nach einer ihrer Hauptwirkungen bekannt: das Siegel des Wissens und der Weisheit.

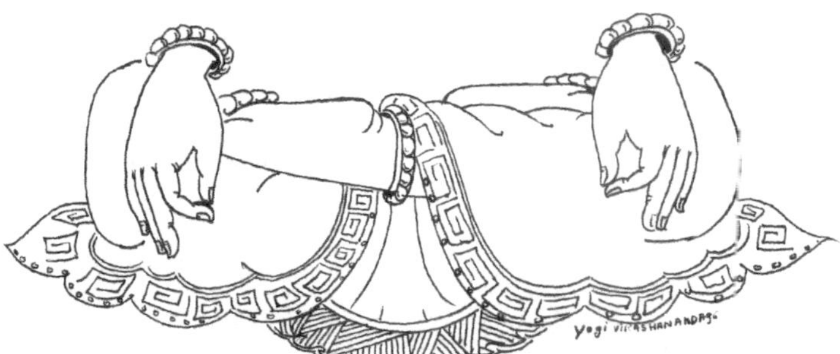

Jnana Mudra

Diese Übung ist weitgehend identisch mit Chin Mudra, der Geste des Bewusstseins und des Wissens, nur dass bei Jnana Mudra die Handflächen nach unten zeigen, bei Chin Mudra nach oben (siehe Illustration vorige Seite).

Wirkung

Jnana Mudra erhöht die Konzentrationsfähigkeit, überwindet oder lindert Neuropathien, die Stumpfheit des Geistes, eine Unterfunktion der Hypophyse und nervöse Spannungen (einige behaupten sogar: Alzheimer). Kreislauf und Nervensystem werden stimuliert, das Gehirn angeregt. Schlaflosigkeit, aber auch übertriebene Schläfrigkeit, Gedächtnismangel und Depressionen verschwinden. Die Intelligenz wird erhöht, neue spirituelle Horizonte entstehen. Ein tiefes Glücksgefühl erwacht.

Ausführung

- Bei dieser Mudra bilden der Daumen und die Zeigefinger einen Kreis, die Fingerspitzen berühren sich, die übrigen Finger sind entspannt gestreckt. Bei einer etwas dynamischeren Variante berührt der Nagel des Zeigefingers mit sanftem Druck die Innenseite des Daumens in der Fingergrube des ersten Daumengliedes. Auch diese Handhaltung sollte zweimal täglich 5 bis 45 Minuten - oder solange Sie meditieren - gehalten werden.

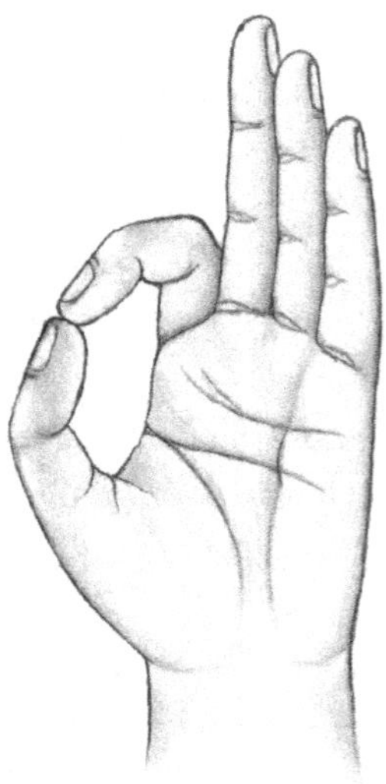

Jnana Mudra

Vayu Shaamak Mudra/Vayu Mudra: Die Wind reduzierende Geste

Häufig wird diese Mudra – da die eigentliche Vayu Mudra vor allem unter dem Namen Jnana Mudra bekannt ist, als Vayu Mudra bezeichnet (siehe Seite 43).

Wirkung

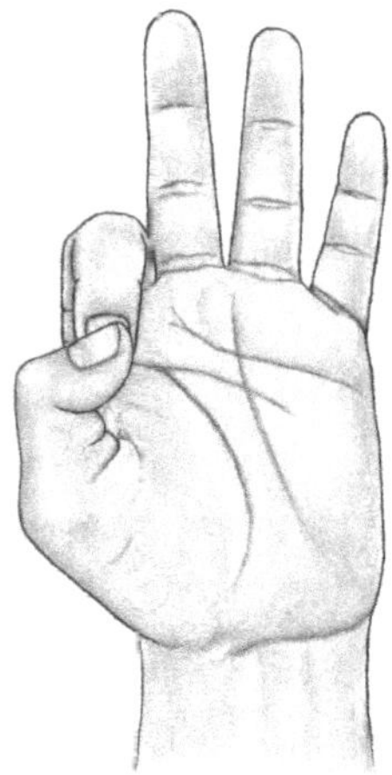

Vayu Shaamak/ Vayu Mudra

Diese Mudra, für längere Zeit rund um die Uhr praktiziert, vermindert Sattva, Rajas und Tamas und lindert alle Probleme, die auf einer Störung des erhöhten Vayu-Haushaltes beruhen, insbesondere Gicht, Arthritis, Gelenkschmerzen, Lähmungen, Morbus Parkinson, Ischiasschmerzen und Kreislauferkrankungen. Diese Übung hilft auch bei Stress, Angst, Konzentrationsstörungen, Ruhelosigkeit, Stimmproblemen, Magen-Darm-Problemen, Schlaflosigkeit, Schwindelgefühl, epileptischen Anfällen, Zittern, Veitstanz (Chorea Huntington), Atemlosigkeit, wirkt schmerzlindernd, führt zu einer Rehydrierung von Haut und Gelenkknorpeln, überwindet ein eventuell vorhandenes Hormonungleichgewicht der endokrinen Drüsen, kontrolliert vorhandene Erregung und beruhigt Nervensystem, Ängste und einen unruhigen Geist, sie führt zu wohltuender Entspannung – eine ins schier Unendliche fortsetzbare Liste. Diese Mudra ist eine der wichtigsten Handhaltungen, wenn es darum geht, körperliche, geistige oder emotionale Probleme im Zusammenhang mit dem Wind-Element zu heilen.

Diese Übung sollte vor allem bei Beschwerden durchgeführt werden.

Ausführung

- Beugen Sie den Zeigefinger, sodass dieser den Daumenballen berührt. Drücken Sie leicht mit dem Daumen auf den Zeigefinger.

Vata Shaamak Mudra: Die Vata reduzierende Geste

Eine Mudra, die ich Ihnen besonders empfehlen möchte, ist ***Vata Shaamak Mudra***, eine Mudra, die ebenfalls eine Reduktion des Vata-Prinzips bewirkt. Folgt man den Lehren des Ayurveda, so haben die meisten Ungleichgewichte in Körper und Geist ihre Wurzel in einem Ungleichgewicht im Vata Dosha (siehe unter Vata in der Tabelle Seite 30). Das Vata Dosha kontrolliert vor allem Nervensystem, Verstand und Blutzirkulation.

Wirkung

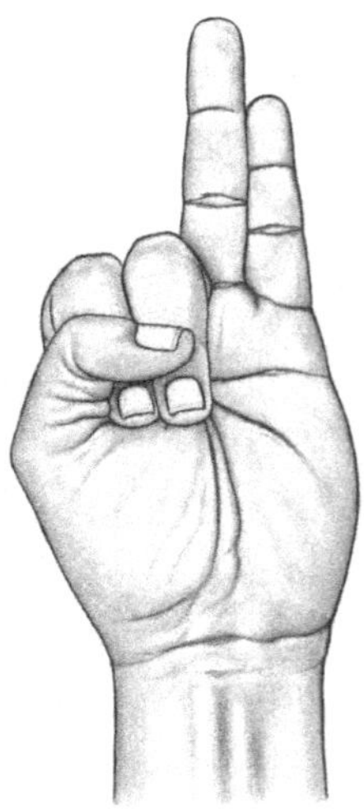

Vata Shaamak Mudra

Das Vata Dosha bewegt und transportiert – ein Ungleichgewicht in diesem Konstitutionsprinzip zeigt sich vor allem durch chronische Müdigkeit, mangelnde Ausdauer, Unentschlossenheit, Angst, Vergesslichkeit, Schlaflosigkeit, Schmerzen, Taubheit in verschiedenen Körperteilen, unsicheren Gang und unsicheres Sprechen, trockene, rissige Haut, Nägel und Haare, trockene Augen, Untergewicht, Blähungen, Verstopfung, Schwindel, Reizdarmsyndrom, kalte, trockene Hände und Füße, knackende Gelenke, frühzeitige Hautalterung und schwankenden Appetit, schlechtes Gedächtnis, Untergewicht, Arthrose, Schwindelgefühle (Vertigo), Lähmungen und Depressionen. Selbst eine Parkinsonerkrankung kann geheilt, zumindest aber durch einen Ausgleich des Vata Dosha gebessert werden: Vor allem durch eine Änderung des Lebensstils über Ernährung, Yoga, Meditation und die innere Einstellung können diese Ungleichgewichte beseitigt oder abgeschwächt werden. Eine sehr einfache und doch äußerst wirkungsvolle Methode ist auch hier die Verwendung von Mudras. Die Vata Shaamak Mudra versucht, das Ungleichgewicht im Vata Dosha zu beheben. Wenn Sie aber eine

Person mit Vata-Mangel sind, führen Sie diese Übung nur moderat oder am besten gar nicht aus.

Ausführung

- Mittelfinger und Zeigefinger, Raum und Wind, formen Vata, daher stehen diese beiden Finger auch im Zentrum dieser Heilgeste.
- Beugen Sie Zeigefinger und Mittelfinger zur Mitte der Handfläche und drücken Sie mit dem Daumen - sanft, aber dennoch fest - auf das zweite Fingerglied.
- Verweilen Sie mit dieser Handhaltung 30 bis 45 Minuten täglich, entweder an einem Stück oder in drei Teilen zu jeweils 15 Minuten.

Zwar können Sie diese Mudra zu jeder Tageszeit und in jeder Körperhaltung ausführen, die ideale Tageszeit zur Ausführung dieser Übung ist jedoch die Zeit zwischen zwei und sechs Uhr, beziehungsweise 14 bis 18 Uhr, da in diesen beiden Zeiträumen Vata besonders aktiv und wirkungsvoll ist.

Der Daumen: Feuer - Agni

Der Daumen reguliert das Element Feuer und ist eng mit dem Manipura Chakra, dem Solarplexus, verbunden. Lassen wir wiederum den Buddha zu Worte kommen: »Was, Rahula, ist das Feuerelement? Das Feuerelement kann entweder innerlich oder äußerlich sein. Was ist das innere Feuerelement? Was immer an inneren, zu einem selbst gehörenden Dingen, Feuer, feurig und Objekt der Anhaftung ist, also das, wodurch man gewärmt wird, altert und verzehrt wird, und das, wodurch das, was gegessen, getrunken, verzehrt und geschmeckt worden ist, vollständig verdaut wird. Dies nennt man das innere Feuerelement.« (Quelle siehe Anhang)

Das dem Daumen zugeordnete Tier ist der Widder: stark, stolz, manchmal auch starrköpfig. Das Manipura Chakra liefert die Energie, das Feuer, das die anderen Chakras belebt. Dies ist auch die Energie, die alle Dinge »reifen« lässt. Der Daumen stimuliert nach den Lehren des Ayurveda Pitta Dosha (siehe Seite 30), das aus Feuer und Wasser gebildet wird, die Energie, die alle Formen körperlicher, geistiger oder spiritueller Umformung befeuert. Agni, das Element Feuer, umfasst alle Dinge »strahlender Gestalt«, also Sonne, Blitze, Hitze, Elektrizität. Seine Eigenschaften sind Wärme, Energie, Leuchtkraft, Ausstrahlung, in Form von Rajas (siehe Seite 27) auch Aktivität und Leidenschaft. Ein gesundes Feuerelement ist äußerst wichtig für unser körperliches Wohlergehen. Alle körperlichen Prozesse basieren auf Wärme und Verbrennung, wie beispielsweise die Verdauung. Daher kommt dem Daumen auch eine große Bedeutung für eine ausgeglichene Funktion des Verdauungssystems, der Muskeln und der Augen zu. Eine regelmäßige Praxis mit entsprechenden Mudras hilft demnach bei Verdauungsproblemen, Lebensmittelunverträglichkeiten, Störungen des Zuckerhaushaltes wie Diabetes, Muskelkrämpfen, Essstörungen und Problemen im Bereich des Sehsinns.

Der Daumen ist an einer Vielzahl von Mudras beteiligt, zum Beispiel an allen Mudras dieses Kapitels. Besondere Bedeutung für das Feuerelement und das Manipura Chakra kommt hier Surya Mudra, der Sonnengeste (siehe Prithvi Shaamak Mudra, Seite 37), zu; aber auch *Lingam Mudra*, *Dhyana Mudra* und *Manipura Chakra Mudra* sind geeignet (siehe ab Seite 135: »Mudras und die Welt von Körper Geist und Seele« und ab Seite 67: »Mudras und die Welt der Chakras«).

Die fünf Elemente und die ihnen zugeordneten Mudras

Zugehöriger Finger	Element (Mahabhuta) laut Samkhya-Philosophie	Harmonisierung/ Verstärkung Mudra	Verminderung Mudra (Shaamak)
Kleiner Finger	***Jala*** (Wasser)	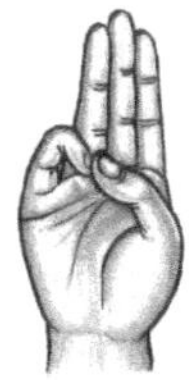	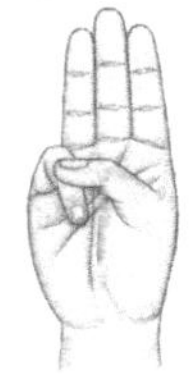
Ringfinger	***Prithvi*** (Erde)	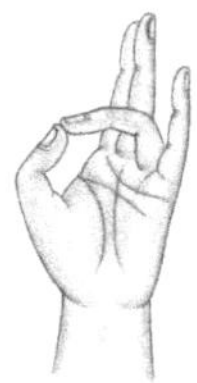	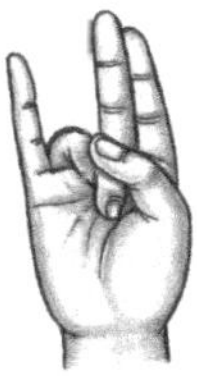
Mittelfinger	***Akasha*** (Äther/Raum)	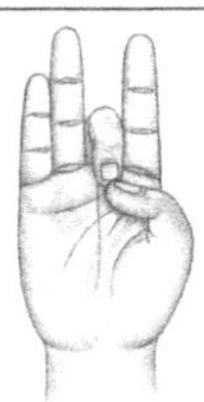	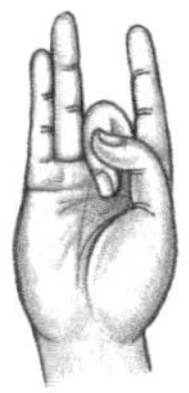
Zeigefinger	***Vayu*** (Luft)	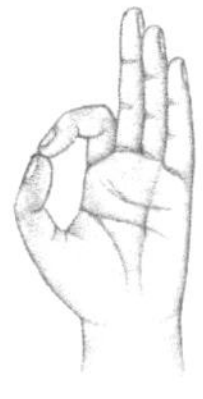	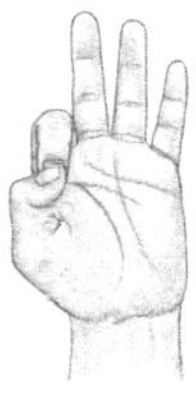
Daumen (gebeugter Ringfinger)	***Agni*** (Feuer)	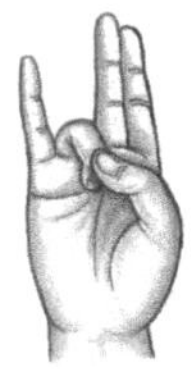 An allen Elementen-Mudras durch Druck des Daumens beteiligt. Darüber hinaus »Sonnengeste«, siehe Seite 37.	

Die natürliche Reihenfolge, in der Sie die Mudras der fünf Elemente anordnen/ausführen können:

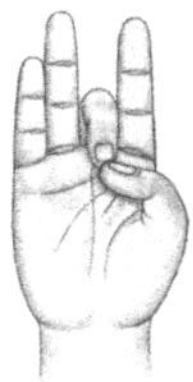

1. Akasha/ Shunyata Mudra (Mittelfinger)

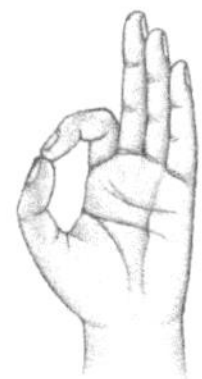

2. Jnana Mudra (Zeigefinger)

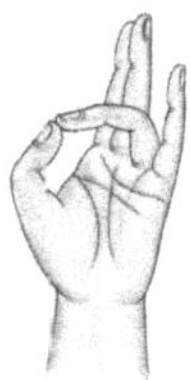

5. Prithvi Mudra (Ringfinger)

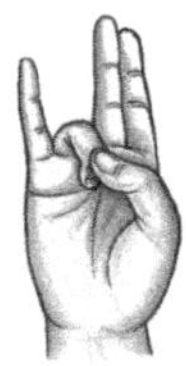

3. Agni/Surya Mudra (Daumen)

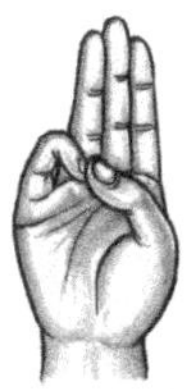

4. Jala/Varuna Mudra (kleiner Finger)

Im nächsten Kapitel beschäftigen wir uns mit den fünf Energieströmen, in denen die Lebensenergie Prana durch den Körper strömt und wirkt, auf vielfache, teilweise höchst unterschiedliche Weise. Dieser Strom des Lebens teilt sich fünffach – zum Wohle des Menschen –, und diese fünf Ströme werden *vayus* oder *vatas* (von Skrt, *vah*: Träger, transportieren, Fahrzeug, und *vatah*: Winde) genannt, beides bedeutet »Winde«.

Mudras und die Welt der fünf Winde

Die Energie allen Lebens: Prana

Das Prinzip von Prana, der Lebenskraft, finden wir in den Lehren der meisten östlichen Kulturen. Der Sanskritbegriff *prana* bedeutet »Leben, Atem; Lebenskraft«, am ehesten wohl dem Begriff »Odem« vergleichbar, dem hebräisch *ruah*, mit dem Gott den Menschen der »westlichen« Überlieferung gemäß zum Leben erweckte. Diese Lebensenergie ist »im Osten« unter vielen Namen bekannt, wie beispielsweise Chi oder Qi in China, Hara in Japan oder eben als Prana in Indien. Mudras sind in diesem Sinne spezifische Gesten, die helfen, den Fluss von Prana im Körper anzuregen und zu regulieren. Nach den indischen Lehren des Yoga und Ayurveda ist Prana die Energie, die durch unseren Körper strömt und uns am Leben erhält. Nicht umsonst heißen in Sanskrit alle Lebewesen *prani*: die »mit Prana Ausgestatteten«. Der Fluss des Prana ist an vier Stellen des menschlichen Körpers besonders intensiv: in den Fußsohlen und den Handflächen. Deshalb eignen sich Handmudras (Hastas) besonders zur pranischen Heilung des gesamten Körpers.

Ein Beispiel für die Übertragung von Prana, die in vielen Traditionen – in Ost und West – verbreitet ist, ist das Erteilen eines Segens. Bei diesem transzendenten Prozess wird durch das Auflegen oder Zuwenden der Handflächen (oder bestimmter Gesten und Mudras) Energie auf den Empfänger des Segens übertragen. Auch im Kapitel »Mudras und die Welt der Chakras« gehen wir nochmals im Zusammenhang mit diesen Energiezentren auf die besondere Bedeutung der fünf Winde für die Gesundung und Gesunderhaltung von Körper und Geist ein.

Die Systematik des Prana: Vayus

Prana wird in fünf Untergruppen, die sogenannten Vayus, eingeteilt:

- *Prana Vayu* (*Pra-Ana Vayu*: »Hervor-Hauch«)
- *Apana Vayu* (*Ap-Ana*: »Aus-Hauch«)
- *Vyana Vayu* (*Vy-Ana*: »Überall-Hauch«)
- *Udana Vayu* (*Ud-Ana*: »Aufwärts-Hauch«)
- *Samana Vayu* (*Sam-Ana*: »Zusammen-Hauch«)

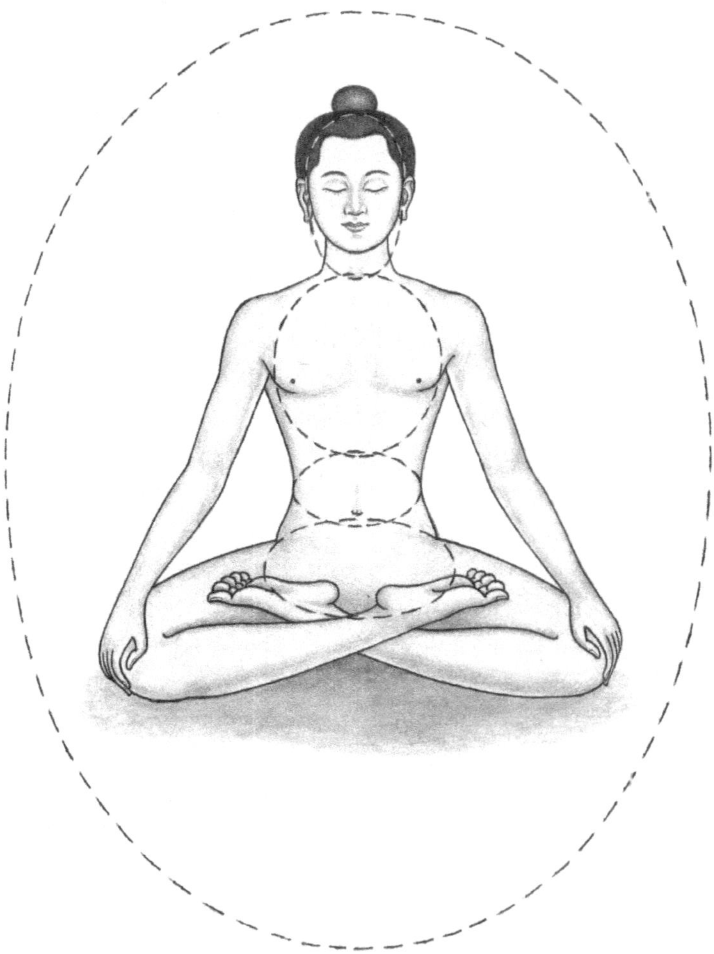

Sitz der fünf Vayus im menschlichen Körper

Prana Vayu, der »Hervor-Hauch«, die Essenz des Atems, ist die reine Lebenskraft an sich, der Lebensodem. Prana strömt nach innen, bewegt sich vor allem im Brustbereich und hat seinen Sitz im Herzzentrum (Anahata Chakra). Prana steuert die gesamte Atmung, die Vitalität, den Kreislauf, die Nahrungsaufnahme, die Sensomotorik, die Körpertemperatur, Gefühle und Denken.

Apana Vayu, der »sich entfernende Hauch«, fließt nach unten und außen, vor allem von der Hüfte bis zu den Füßen. Sein Sitz ist der Anus (Muladhara Chakra). Er wirkt demnach im unteren Teil des Körpers und reguliert Stuhlgang, Urinieren, Menstruation, Ejakulation, Gebärvorgang.

Vyana Vayu, der »nach außen fließende Hauch«, strebt von der Mitte nach außen. Er versorgt alle Körperteile mit Lebensenergie, reguliert den Kreislauf. Er hat seinen Sitz vor allem in Lunge und Herz und im Svadhisthana Chakra (Sakralzentrum). Vyana Vayu bewegt sich im gesamten Körper und steuert die Bewegungen, Nerven, Herzschlag, Kreislauf, Gelenke und Muskeln.

Udana Vayu, der »aufsteigende Hauch«, die nach oben strebende Lebensenergie, wirkt im gesamten Körper, vor allem im Herzen und im oberen Teil des Körpers, in Kehle (Gaumen) und Kopf, besonders im Bereich zwischen den Augenbrauen (Ajna Chakra) und Gehirn und bildet die Verbindung zwischen physischem und spirituellem Körper. Udana Vayu ist besonders vom Brustbein (Sternum) an aufwärts aktiv, im Hals, im Kehlkopf- und Rachenbereich (Vishuddha Chakra). Udana Vayu steuert die aufsteigende Energie, Ausatmung und Sprechen, Aufstoßen, Rülpsen, Husten und Erbrechen, auch Sprache, Gedächtnis, Nahrungsaufnahme, Willen, mentale Stärke, Gleichgewichtssinn, Wahrnehmung, Gefühle und Intelligenz. Auch das Verlassen des physischen Körpers in Schlaf, Traum, Trance, Meditation oder nach dem physischen Tod wird von Udana Vayu gelenkt.

Samana Vayu, der »ausgleichende Hauch«, fließt von außen zur Mitte, vor allem im Unterleib. Diese Energie ist in der Nabelregion (Manipura Chakra oder Solarplexus) beheimatet und regelt die Verdauung und die damit verbundenen Prozesse. Sie hält die vier anderen Vayus und damit den Körper im Gleichgewicht und sorgt außerdem für die Verteilung der Nahrung im Körper.

Stark vereinfacht können wir sagen: Prana ist die Luft, der Hauch, den wir einatmen, Apana ist die Luft, der Hauch, den wir ausatmen, Vyana ist die Luft, der Hauch, der sich im Körper bewegt, um den Körperdruck aufrechtzuerhalten und die Körperorgane in Funktion zu erhalten, Udana ist die Luft, der Hauch, der die Unreinheiten beseitigt, und Samana schließlich ist die Luft, der Hauch, der den gleichmäßigen Druck im gesamten Körper aufrechterhält. In der nachfolgenden Abbildung können Sie den Sitz der einzelnen Winde oder Hauche, der Vayus, im Körper sehen (siehe unten).

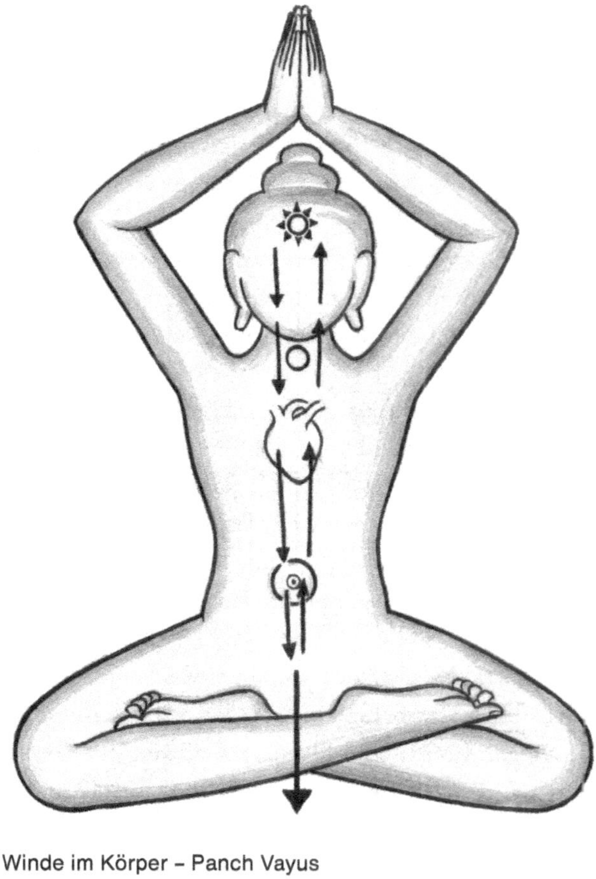

Die fünf Winde im Körper – Panch Vayus

Die unterstützenden Neben-Pranas: Upapranas

Die fünf Vayus werden von fünf weiteren ihnen untergeordneten Pranas, sogenannten Upapranas, begleitet und unterstützt. *Upa* bedeutet »nahe bei, neben«. Die Upapranas sind also Neben-Pranas, die bestimmte Prozesse im Körper anregen und steuern:

Naga (Schlange, Kobra) löst Blockaden von Prana und Apana, wirkt gegen die Gasbildung im Verdauungssystem und regelt Aufstoßen, Rülpsen und Erbrechen. Ein ständiges Unterdrücken von Naga kann zu Herzrhythmusstörungen führen.

Kurma (Schildkröte): Dieser Upaprana steuert Kontraktionsbewegungen. Er wirkt vor allem im Bereich der Augen und steuert das Öffnen und Schließen der Augenlider und hält Fremdkörper aus dem Auge fern. Auch die Irisgröße wird von Kurma gesteuert und dadurch der für das Sehen benötigte Lichteinfall. Die Energie von Kurma ist aktiv, wenn wir wach sind, und wird im Schlaf regeneriert. Kurma schützt die Augen vor dem Eindringen von Staub und Fremdkörpern usw. Eine Störung dieses Upaprana führt zu unkontrolliertem Blinzeln und Zucken der Augenlider. *Trataka*, das »Starren« auf die Flamme einer Kerze oder einen Punkt (ein Yoga-Kriya, eine Yoga-Reinigungstechnik) verleiht Kurma Gleichgewicht und Kraft. Auch das Palmieren der Augen mit warmen Händen (siehe Übungsanleitung zum Muladhara Chakra, Seite 77) stärkt diesen Upaprana. Kurma hat seinen Sitz unterhalb der Halsgrube hinter dem Brustbein, dem Punkt, wo Sie Ihr Kinn beim Beugen des Kopfes aufsetzen. Hier sitzt auch die Thymusdrüse, die eine wichtige Funktion für das Immunsystem hat.

Devadatta (Gottesgeschenk): Die Funktion von Devadatta ähnelt der von Samana Prana. Es steuert vor allem das Seufzen und Gähnen und das Einschlafen. Beim Gähnen werden Gase ausgestoßen, wodurch die Müdigkeit nach dem Essen verringert wird. Und auch das Seufzen befreit – oft auch seelisch – von Kummer und Schmerz.

Krikala (verschiedene Bedeutungen: Eidechse, Chamäleon, Rebhuhn, aber auch ein Beiname Shivas) beseitigt Blockaden im Atmungssystem, vor allem durch Niesen und Husten.

Dhananjaya (Reichtum bringend, siegreich im Kampf) hat seinen Sitz nahe am Herzen. Es wirkt im ganzen Körper und unterstützt vor allem die Herzmuskeln (Herzklappen). Dhananjaya erzeugt Schleim und erhält den Körper. Selbst nach dem Tode bleibt Dhananjaya noch eine Weile im Körper aktiv. Durch schwere Störungen Dhananjayas können Herzrhythmusstörungen und Herzinfarkte hervorgerufen werden. Dhananjaya atmet aber auch den Hauch der Verwesung, denn er ist – nach dem Tode – verantwortlich für das Aufblähen und Verwesen des Körpers.

Auf den folgenden Seiten stelle ich Ihnen die Mudras vor, die Prana aktivieren und bewegen, also eine enorme Heilwirkung haben.

Prana Mudra: Die Geste der Lebensenergie

Die *Prana Mudra* ist eine der wichtigsten Mudras überhaupt, ja sie ist geradezu einzigartig unter den vitalisierenden Mudras, da sie die schlummernde Lebensenergie im Körper weckt. Diese Energie stimuliert den gesamten menschlichen Körper. Prana Mudra ist auch unter dem Namen *Kapha Karak Mudra* bekannt. Dies ist eigentlich eine Bezeichnung für die Wirkungsweise dieser Mudra: Kapha - einer der drei ayurvedischen Doshas - ist das erhaltende und stabilisierende Prinzip im Körper und setzt sich aus den Elementen Wasser und Erde zusammen (siehe Seite 26: Die fünf Elemente). Kapha hat seinen Hauptsitz im Magen und in der Brust und ist in der Lage, aus wenig, beispielsweise Nahrung, viel aufzubauen und zu speichern, wie beispielsweise Gewebe oder Knochen. Karak bezeichnet den Faktor bei einer Multiplikation. Kapha Karak bedeutet also einen Faktor, der Kapha multiplizieren kann. Übungen mit der gegenteiligen Wirkung werden als Nashak(a) (Abbau, Zerstörung) bezeichnet.

Wirkung

Diese Mudra bringt eine Vielzahl von Vorteilen für Gesundheit und Wohlbefinden mit sich, ist sie doch - wie schon der Name sagt - die Quelle aller Lebenskraft und Lebensenergie. Die Mudra erhöht das Erd- und Wasserelement und reduziert das Feuerelement im Körper, Prana Mudra ist also eine Kapha Karak und Pitta Nashak Mudra.

Prana Mudra beseitigt Nervosität und Blockaden in den Venen. Sie hilft gegen chronische Müdigkeit und allgemeine Schwäche, im Umgang mit Ärger, mentalem Stress und Ruhelosigkeit. Aufmerksamkeit und geistige Präsenz werden erhöht, das Immunsystem verbessert. Sie wirkt gegen Augenirritationen, rote Augen und grauen Star. Sie lindert oder beseitigt allgemeine Debilität, Überfunktion der Schilddrüse, Bluthochdruck, Brennen in Mund, Rachen und Bauch und Aphthen (schmerzhafte Entzündungen der Mundschleimhaut, Lippen und Zunge). Diese Mudra erweckt die Lebensenergie und verleiht dem Körper Aktivität und Gesundheit, beseitigt Vitaminmangel, Müdigkeit, Hunger, Durst, Schlafstörungen und verjüngt den Körper.

Ausführung

Berühren Sie die Spitzen von Ringfinger und kleinem Finger mit sanftem Druck mit der Daumenspitze.

- Prana Mudra kann im Gehen oder Sitzen (mindestens 15 Minuten) ausgeführt werden. Besonders wirkungsvoll ist diese Mudra in Verbindung mit Yogahaltungen im Stehen und mit gestreckten Armen. Sie verstärkt dann die energetisierende Wirkung der entsprechenden Haltung.

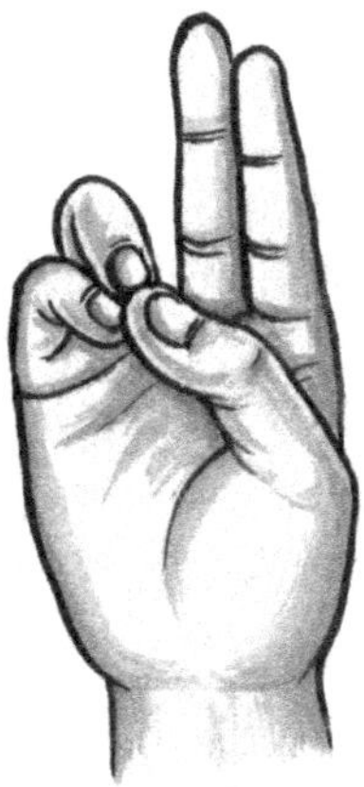

Prana Mudra

Apana Mudra: Die Geste der sich entfernenden Energie

Diese Mudra ist auch unter dem Namen »Reinigungsmudra« bekannt. Durch die Kombination der Elemente Erde (Prithvi), Raum/Äther (Akasha) und Feuer (Agni) reinigt und entgiftet *Apana Mudra* den Körper und hält ihn rein.

Wirkung

Apana Mudra reguliert Darmbewegung, Monatszyklus und Ausscheidungssystem, heilt Verstopfung, Hämorrhoiden und Erbrechen, reinigt die Nervenzellen, entfernt Blockaden des Urogenitalsystems und Störungen der Nieren. Zahnprobleme werden beseitigt, Hitze im Körper reduziert, das Herz wird gestärkt und Herzrasen, Herzklopfen, und Angina pectoris (Brustenge) werden gestoppt oder zumindest gelindert. Im Falle eines Herzinfarktes kann man mithilfe dieser Mudra die Schäden an der Herzmuskulatur verringern.

Dieses Siegel ist ein probates Schmerzmittel und kann zur Behandlung oder Minderung von Kopfschmerzen, Zahnschmerzen, Bauchschmerzen, Rückenschmerzen, Gelenkschmerzen etc. eingesetzt werden. Diese Mudra ist äußerst hilfreich, um übermäßiges Schwitzen, Probleme beim Entleeren der Harnblase (Harnverhalt) zu beseitigen und eine Vielzahl von Beschwerden, die durch einen Mangel am Erdelement (Prithvi) verursacht werden, zu überwinden. Bronchialstörungen werden geheilt. Diese Mudra kontrolliert Bluthochdruck und hilft bei Schlaflosigkeit. Darüber hinaus ist die Apana Mudra ein sehr gutes Mittel gegen Diabetes. Sie beseitigt Brennen der Hände, der Füße, des Herzens und beim Wasserlassen. Weitere Körperteile, auf die diese Mudra wohltuend wirkt, sind Knie und Schenkel.

Alle Krankheiten, die durch Störungen im Vata- und Pitta-Haushalt verursacht werden, können mithilfe der Apana Mudra überwunden werden.

Für ein Heilen der Zähne sollte diese Mudra im Zusammenhang mit Akasha Mudra (siehe Seite 40), für Augen, Nase, Ohren und Mund in Verbindung mit Prana Mudra (siehe Seite 57) ausgeführt werden.

Ausführung

Bei der Ausführung gibt es drei Möglichkeiten – wobei beide Mudras sowohl von der Ausführung als auch von der Wirkung sehr ähnlich sind:

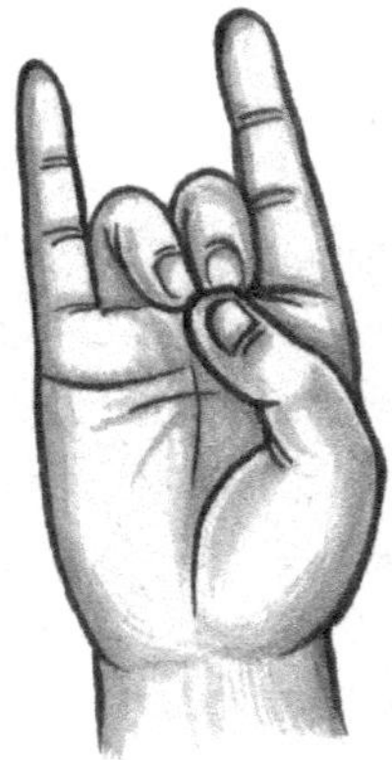

Apana Mudra

1. Die Spitzen von Mittelfinger und Ringfinger berühren mit sanftem Druck die Daumenspitze, kleiner Finger und Zeigefinger bleiben dabei entspannt gestreckt (dies ist die eigentliche Apana Mudra.).
2. Zwei etwas weniger gebräuchliche, aber wesentlich wirkungsvollere Varianten der Apana Mudra sind *Hridaya Mudra* und *Mritsamjivani Mudra*: große Namen für kleine Übungen. *Hridaya* ist das Herz, *Mritsamjivani* bedeutet »den Tod besiegen« (*mrit*: der Tod, Zerfall; *jivan*: beleben). Mehr erfahren Sie in »Mudras und die Welt von Körper, Geist und Seele« ab Seite 135).
3. Bei Hridhaya Mudra beugen Sie den Zeigefinger nicht zum Daumenballen hin, sondern zur eigenen Fingerwurzel, die Daumenspitze drückt sanft gegen Mittelfinger und eventuell Ringfinger, der kleine Finger bleibt sanft gestreckt.

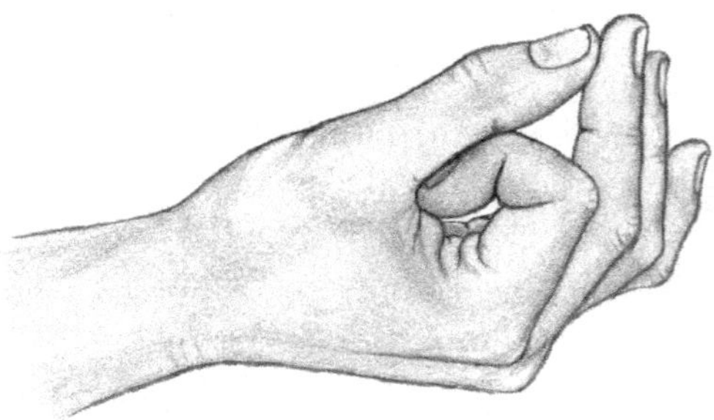

Hridaya Mudra:
Die Geste des mitfühlenden Herzens

Die Mritsamjivani Mudra gilt auch als Erste Hilfe bei

Herzattacken. Sie ähnelt sehr stark der Hridaya Mudra. Allerdings liegt hier die Spitze des gebeugten Zeigefingers am Ballen des Daumens, die Spitzen von Mittelfinger und Ringfinger liegen – wie bei Hridaya Mudra – mit sanftem Druck am Daumen.

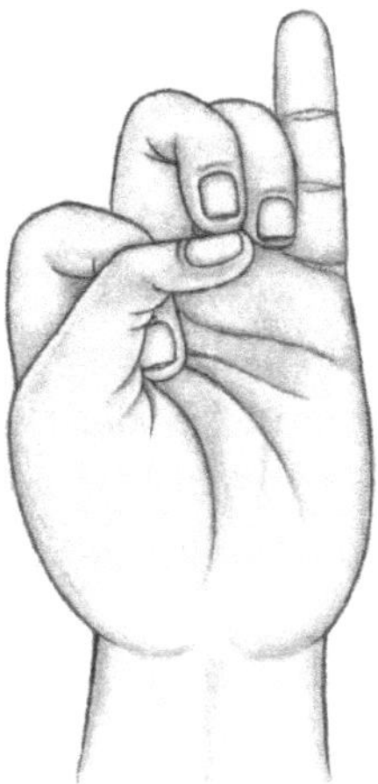

Mritsamjivani Mudra:
Die lebenspendende Geste

Vyana Mudra: Die Geste der nach außen fließenden Energie

Wirkung

Diese Übung hilft, den Blutkreislauf zu regulieren. Sie lindert – bei längerer regelmäßiger Praxis – einen zu hohen oder zu niedrigen Blutdruck. Sie beseitigt zudem Schläfrigkeit und exzessives Schlafbedürfnis, bringt größere Ausgeglichenheit in Bezug auf Temperaturen. Insbesondere wem Hitze zu sehr zusetzt, kann aus dieser Mudra Nutzen ziehen. Sie bietet Kontrolle über ein Zuviel an Durst, Schwitzen und Urin. Auch kann die Vyana Mudra Durchfall beseitigen. Diese Mudra weckt und stärkt zudem diejenige Energie, die hinter dem gesamten Herz-Kreislauf-System wirkt, hinter jeglicher Bewegung, dem Bewegungsdrang selbst, jedem Wunsch nach Veränderung. Deshalb wird diese Mudra auch oft in Kombination mit anderen Mudras angewendet, um deren Wirkung zu verstärken (wie Netra Mudra zur Stärkung der Augenmuskulatur und der Sehfähigkeit, siehe Seite 57)

Ausführung

- Bei dieser Mudra berühren sich die Spitzen von Zeigefinger, Mittelfinger und Daumen mit sanftem Druck, Ringfinger und kleiner Finger sind sanft gestreckt. Bei einer Variation dieser Mudra - mit gleicher Wirkung - liegt die Spitze des Zeigefingers an der Daumenspitze, die Spitze des Mittelfingers berührt mit sanftem Druck die mittlere Linie des Daumens. Praktizieren Sie die Form der Handhaltung, die Ihnen angenehmer erscheint. Die Wirkungen sind die gleichen.

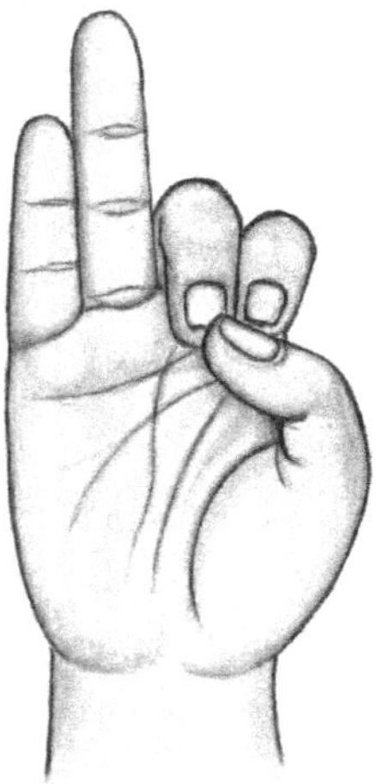

Vyana Mudra

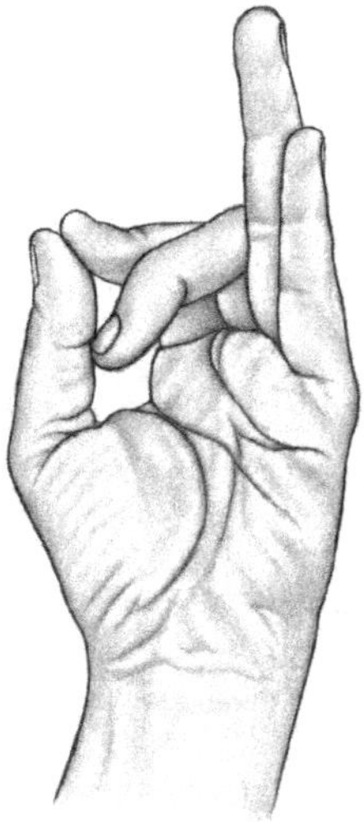

Vyana Mudra Variation

Udana Mudra: Die Geste der aufsteigenden Energie

Udana Vayu steuert das Körperwachstum, bestimmt die Fähigkeit zu stehen, zu sprechen, zu denken. Dieser Hauch sitzt im Brustraum, nahe des Zwerchfells, und insbesondere in der Kehle (Vishuddha Chakra). Bei dieser Mudra berühren sich Feuer, Raum/Äther, Luft/Wind und Erde. Dies hat große therapeutische Wirkung, vor allem für Geist und Kreativität, Kehle und Atmungssystem. Dieser Wind steuert unter anderem die Funktion der Schilddrüse, der Nebenschilddrüse, den Blutfluss zum Hirn, den Denkprozess und die Sprache, außerdem die Atmung, die Nieren und die Funktion der Extremitäten.

Wirkung

Diese Mudra reguliert die Atmungsorgane und lässt uns »richtig« atmen. Sie beseitigt zahlreiche Sprachprobleme, Kurzatmigkeit, Asthma und andere Atemprobleme und stärkt das lymphatische System. Udana Mudra gilt als »Lach-Mudra«: Sie fördert Ruhe und Ausgeglichenheit, beseitigt Depressionen, Spannungen und Stress. Sie erhöht außerdem die Konzentration und stärkt das Erinnerungsvermögen.

Ausführung

- Die Spitzen von Zeigefinger, Mittelfinger und Ringfinger berühren die Daumenspitze mit sanftem Druck. Der kleine Finger bleibt sanft gestreckt. Auch bei dieser Mudra gilt als Übungsdauer zweimal täglich 5 bis 45 Minuten, je nach den vorhandenen Beschwerden oder Wünschen der Veränderung.

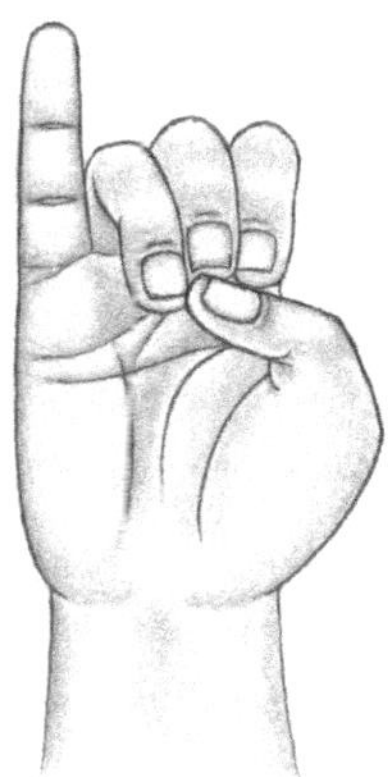

Udana Mudra

Samana Mudra: Die Geste der ausgleichenden Energie

Diese Mudra wird auch *Mukula Mudra* (*mukula* bedeutet »Knospe«), *Tridosha Nashak Mudra*, die Geste des Ausgleichs der drei Lebensenergien, der Doshas Pitta, Vata und Kapha (siehe Seite 28) und *Shukri Mudra*, die Geste tugendhafter Handlung oder reinheitsschaffende Geste genannt.

Wirkung

Samana Mudra gilt – wie schon die Vielzahl der Namen nahelegt – als Allrounder, als vielseitiges Instrument der Heilung. Sie harmonisiert die fünf Elemente im Körper und baut ein Zuviel in den drei Doshas ab. Die Mudra verhindert oder beseitigt eine Vielzahl von Erkrankungen, die aus einer Disharmonie der Doshas herrührt. Sie reinigt den gesamten Organismus, Giftstoffe werden aus dem Körper gelöst, die Konzentration gesteigert. Samana Mudra beruhigt außerdem den Geist und stellt gleichzeitig die Lebenskraft wieder her. Sie stärkt das Immunsystem, regeneriert Blut und Organe, beruhigt die Nerven und schafft einen friedlichen Gemütszustand. Das Verdauungssystem wird aktiviert, Bluthochdruck gesenkt, der Stoffwechsel harmonisiert, die Funktion der Leber, die Absorption der Atemluft und die Assimilation der Nahrung gestärkt. Die Mudra beseitigt Bläschen im Mund, Verdauungsstörungen, Blähungen und Flatulenzen und gilt auch als äußerst wirksames Mittel gegen Schmerzen.

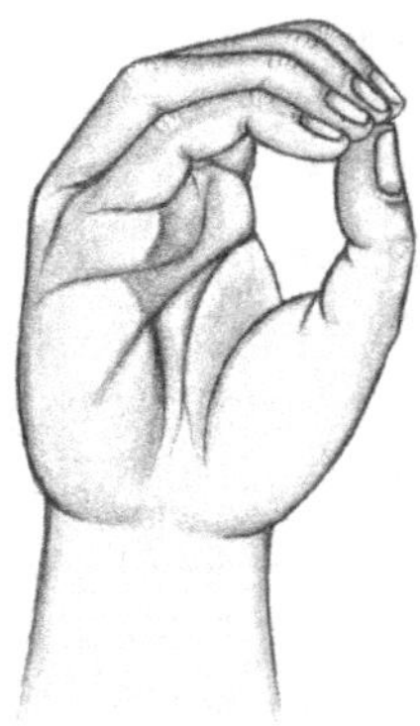
Samana Mudra

Man kann diese Mudra auch dazu benutzen, ein schmerzendes Körperteil – bei sich oder anderen – zu berühren und zu heilen.

Ausführung

- Der kleine Finger, Ringfinger, Mittelfinger und Zeigefinger berühren mit sanftem Druck die Daumenkuppe.
- Samana Mudra kann im Gehen, Stehen, Sitzen oder Liegen ausgeführt und 5 bis 30 Minuten pro Tag (oder länger) ausgeführt werden.

Im Überblick: Die fünf Winde und ihre Mudras

Wind *(Vayu)*	**Sitz/Energiezentrum *(Chakra)***	**Geste *(Mudra)***
Prana	***Anahata Chakra (Herzzentrum)***	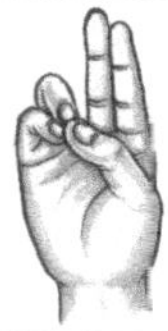
Apana	***Muladhara Chakra (Unterleibszentrum)***	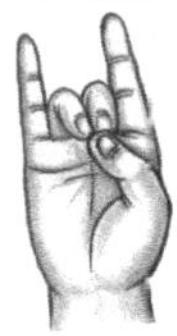
Vyana	***Svadhisthana Chakra*** **(Sakralzentrum)**	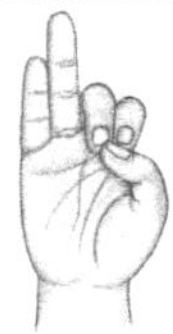
Udana	***Vishuddha Chakra*** **(Kehlkopfzentrum)**	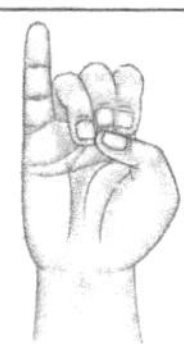
Samana	***Manipura Chakra*** **(Nabelzentrum)**	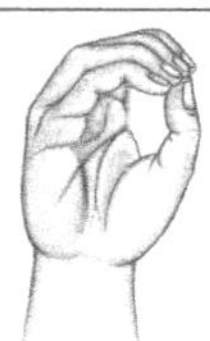

Wie wir gesehen haben, beeinflussen die unterschiedlichen Winde (vayus/vatas) auch die Chakras, diese teilweise höchst mysteriösen Energiezentren. Als ich mich zu Beginn meiner Indienaufenthalte mit Chakras beschäftigte, meinte mein Freund und »Yoga-Coach« Lal Bahadur Basnet einmal: »Geradezu besessen scheint ihr im Westen von diesen Zentren, dabei hat sie meines Wissens in unserer Zeit noch kein Mensch erfahren!« Und doch gibt es sie, und sie sind keineswegs nicht erfahrbar ...

Im nächsten Kapitel gehen wir nun auf die Funktion der einzelnen Hauptchakras und die damit verbundenen Mudras ein.

Mudras und die Welt der Chakras

Die sieben Hauptchakras

Chakras oder auch Chakren (Sanskrit für »Kreis, Scheibe, Ring«) sind Energiezentren, die die den Menschen durchströmenden Kräfte sammeln, transformieren und verteilen. Es handelt sich hierbei um feinstoffliche Zentren, die zwar ihre körperliche Entsprechung haben, ohne jedoch völlig mit ihr identisch zu sein. Es sind Orte der Kraft, an denen Körperliches und Geistig-Seelisches ineinander übergehen. Die Hauptchakras befinden sich entlang der Wirbelsäule.

Chakras, Marmas und Nadis: Die Verbindung zwischen Körper, Geist und Bewusstsein

Drei Energieströme beziehungsweise -zentren befinden sich im Körper, die den physischen Körper mit dem Geist und dem Bewusstsein verbinden: Chakras, Marmas und Nadis. Es gibt neben den gemeinhin bekannten sieben Chakras (siehe ab Seite 67) noch Tausende von Chakras im menschlichen Körper, die aber nicht alle willentlich beeinflusst werden können. 114 dieser Energiezentren befinden sich an den Zusammenflüssen der Nadis. Nadis (Sanskrit für »Fluss, Rohr, Stängel«) sind feinstoffliche Energiebahnen, die von den Chakras zu verschiedenen Punkten im Körper führen und das gesamte physiologische System mit Energie versorgen. Die Nadis sind die subtilsten der Energiezentren und -bahnen, weshalb ihr Vorhandensein und ihre Veränderungen und Aktionen nur äußerst selten auf physischer Ebene erfahrbar sind.

Etwas weniger subtil sind die Marmas, Schnittpunkte zwischen Muskeln, Sehnen, Knochen, Arterien, Gelenken und Venen. Ihre Verletzung kann zum Tod (daher ihr Name, von *mur*: töten) oder zu Invalidität führen, ihre sanfte Bearbeitung dagegen kann den Körper oder einzelne seiner Teile vitalisieren. Einige dieser Marmapunkte sind auch Verbindungsstellen zwischen Körper und Bewusstsein.

Nadis: Die Autobahnen des Prana

Die Nadis sind wie bereits auf Seite 36 erwähnt, Energieleitbahnen, die die Organe mit Prana versorgen. Die Grundlagenschrift *Hatha Yoga Pradipika* aus dem 14. Jahrhundert erwähnt 72 000 Nadis, die *Shiva Samhita*, ein anderes Grundlagenwerk aus dem 17. Jahrhundert, gar 350 000 dieser Energiekanäle.

Die drei wichtigsten dieser Energiebahnen sind Ida, Pingala und Sushumna. Ida beginnt im Muladhara Chakra am Anus, verläuft vor allem links der Wirbelsäule, kreuzt mehrfach die Sushumna, geht durch das Ajna Chakra (Stirnchakra) und endet im linken Nasenflügel. Ida entspricht der Mondenergie (weibliche Energie) und dem Parasympathikus, es steht für Gefühl, Intuition, Kunst, Poesie, Ganzheitlichkeit und Verstehen.

Pingala beginnt ebenfalls im Muladhara Chakra und verläuft vor allem rechts der Wirbelsäule. Pingala kreuzt wie Ida mehrfach die Sushumna und endet im rechten Nasenflügel. Dieser Energiekanal entspricht der Sonnenenergie (männliche Energie) und dem Sympathikus. Pingala regiert vor allem Vernunft, logisches Denken, Analyse und Durchsetzungsvermögen.

Sushumna ist der Hauptenergiekanal im menschlichen Körper, aufgrund seiner Lage im Körper auch als Rückenmarkskanal bezeichnet. Sie beginnt im Muladhara Chakra und endet im Sahasrara Chakra (Scheitelzentrum). Die sieben Hauptchakras befinden sich alle in der Sushumna.

Die Chakras und die sieben Dimensionen

Von den 114 Chakras im menschlichen Körper (siehe linke Seite) befinden sich zwei außerhalb des physischen Körpers. Von den übrig bleibenden 112 kann man 108 gezielt beeinflussen, die restlichen vier entfalten sich als Konsequenz dieser Beeinflussung. Diese 112 Chakras sind sieben Dimensionen zugeordnet, deshalb wird üblicherweise aufgrund dieser sieben Dimensionen von sieben Chakras gesprochen. Wegen der drei Hauptenergiedimensionen von Ida, Pingala und Sushumna gibt es sieben Gruppen mit jeweils drei Chakras, die als Einheit funktionieren. Diese Chakras – Chakra bedeutet »Rad« – sind Energiewirbeln vergleichbar, die sich wie »Feuerräder« energetisch drehen, die die Lebensenergie (Prana) für den Körper nutzbar machen. Diese Lebensenergie muss teilweise transformiert, verstärkt oder abgeschwächt werden, um überhaupt wirken zu können und keine Schäden zu verursachen. Der Aufstieg der Lebensenergie, der mystischen Kundalini- oder Schlangenenergie vom untersten Energiezentrum, dem Wurzelzentrum oder Muladhara Chakra, erfolgt in dem mittleren Energiekanal, der Sushumna; sie strömt inmitten der Wirbelsäule – wenn keine Blockaden, sogenannte *granthis*, vorhanden sind – von Chakra zu Chakra, wird entsprechend transformiert und vitalisiert Körper und Geist. Dargestellt werden diese Energiezentren meist als sogenannte Lotusblüten mit unterschiedlich vielen Blütenblättern. Die Lotuspflanze ist eines der wichtigsten Symbole in Hinduismus und Buddhismus, sie symbolisiert das Wesen des Menschen: Er wurzelt – symbolisch – im Schlamm, erhebt sich aus diesem Trüben, öffnet Blütenblatt um Blütenblatt, um schließlich in göttlicher Wahrheit zu erblühen …

Die sieben Hauptchakras befinden sich also entlang der Wirbelsäule und des Hauptkanals feinstofflicher Energie (Sushumna), durch den nach ihrem »Erwachen« die Kundalini (Schlangenkraft) von Zentrum zu Zentrum aufsteigt. Ein weiteres Chakra wird häufig diesen sieben Hauptchakras beigefügt: das Bindu Chakra, das »Mondzentrum« (siehe Seite 129). Jeder spirituelle Pfad ist eine Reise vom Muladhara Chakra zum Sahasrara Chakra. Der berühmte indische Mystiker und Lehrer Sadhguru meint hierzu: »Um deine Energien von Muladhara nach Ajna zu bewegen, gibt es viele spirituelle Prozesse und einige Wege, aber um von Ajna nach Sahasrara zu kommen, gibt es keinen Pfad. Es gibt keinen bestimmten Weg.« Seiner Aussage nach man muss entweder springen oder in ein bodenloses Loch fallen. Dies nennt man auch »aufwärts fallen«.

Im Folgenden finden Sie eine anatomische Übersicht über die Chakras.

Die Anatomie der Chakras

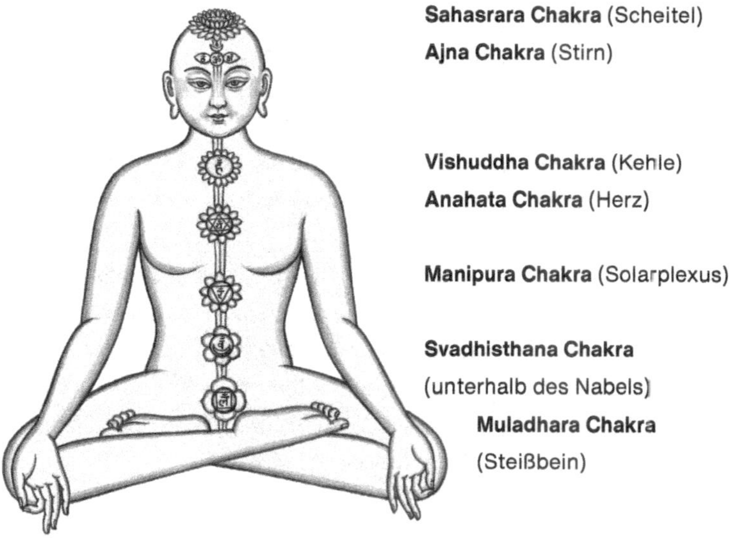

Bitte beachten: Die Chakras haben keine exakte körperliche oder geistige Entsprechung in der »westlichen« Anatomie. Am ehesten lassen sie sich in körperlicher Hinsicht in dieser Gegend beheimateten Hormondrüsen oder entsprechenden Nervenknoten wie dem Solarplexus zuordnen (siehe Übersicht Seite 74 und 75). Sind diese Chakras nun (teilweise) blockiert, können gesundheitliche Probleme – körperlicher oder geistiger Art – entstehen.

Die Bijas

Jedem Chakra wird darüber hinaus eine »Keimsilbe«, ein *Bija* Mantra (*bija*: Samen), zugeordnet, mit dessen Hilfe Sie meditieren und es zum Beispiel bei einer Blockade öffnen können. Diese Keimsilben sind Silben ohne wörtliche Bedeutung; ihnen wohnt aber ein energetisches

Potenzial inne, so wie einem Pflanzenkeim die ganze spätere Pflanze. Diese Mantras können sprechend, singend, flüsternd oder in Gedanken wiederholt werden. Mantras sind Worte der Kraft, den Zaubersprüchen unseres Mittelalters vergleichbar. Das Rezitieren von Mantras ist im Hinduismus, Buddhismus und Yoga gebräuchlich. Nach der indischen Philosophie ist der Urklang der Schöpfung (das Echo des Urknalls sozusagen) ebenfalls ein Bija: das OM, mit dem inzwischen auch bei uns im Westen bekannten Zeichen ॐ. In ihm sind laut der indischen Lehre alle anderen Klangformen enthalten.

Meditation mit Chakras, Mudras und Mantras

Sie können mit Chakras, entsprechenden Mudras und Bija Mantras zugleich meditieren: Wenden Sie Ihre volle Aufmerksamkeit dem entsprechenden Chakra zu, führen Sie die dem Chakra entsprechende Mudra aus und sprechen *(vaikhari)*, flüstern *(upamsu)* oder wiederholen Sie im Geiste *(manasika)* das dazugehörige Mantra. In der Übersicht auf den Seiten 74 und 75 finden Sie unter anderem das Bija zum jeweiligen Chakra und ab Seite 76 detaillierte Beschreibungen jedes Chakras inklusive Bijas, Mudras und Meditationen.

Sie können diese Chakra/Mudra/Mantra-Meditation für jedes Chakra einzeln anwenden, um das entsprechende Chakra zu klären oder eventuelle Blockaden zu beseitigen (falls Sie entsprechende Probleme bemerken). Sie können aber auch die Chakras eins nach dem andern, begleitet von den jeweiligen Mudras und Mantras, der Reihe nach bearbeiten. Am besten beginnen Sie hierzu Ihre Meditation(en) mit dem Muladhara Chakra, dem untersten Chakra, wandern dann höher, setzen Ihre Meditation am Svadhisthana Chakra fort, bis Sie schließlich am Sahasrara Chakra ankommen. Hier öffnen Sie sich ins Unendliche, die Quelle allen Seins, Ihr individuelles Selbst *(atman/jivatman)*, um die Meditation schließlich ausklingen zu lassen.

Ich habe die Erläuterungen zu den einzelnen Chakras jeweils mit einem Zitat aus der *Goraksha Shataka/Goraksha Samhita*, der vermutlich ältesten noch erhaltenen Abhandlung über den Hatha Yoga (entstanden vermutlich im 11. Jahrhundert n. Chr.), eingeleitet. Die Goraksha Samhita ist – neben der *Hatha Yoga Pradipika* (14. Jahrhundert), der *Gheranda Samhita* (17. Jahrhundert) und der *Shiva Samhita* (um 1700) –

eine der vier klassischen Schriften des Hatha Yoga, die nachfolgenden Schriften häufig als Vorlage diente. Diese »Memorialverse« sind auch heute noch, nach Jahrhunderten, anwendbar und oftmals regelrecht zeitgemäß.

Die Chakras und die Finger

Den einzelnen Chakras sind neben Mantras und Mudras auch einzelne Finger zugeordnet. So steht der ...

- **Daumen** für das Manipura Chakra (Solarplexus/ Nabelzentrum),
- **Zeigefinger** für Anahata Chakra (Herzzentrum),
- **Mittelfinger** für Vishuddha Chakra (Kehlkopfzentrum),
- **Ringfinger** für Muladhara Chakra (Wurzelzentrum),
- **Kleine Finger** für Svadhisthana Chakra (Sakralzentrum).

Zur Wiederholung: Auch die einzelnen »Winde« (Vayus, siehe ab Seite 51: »Mudras und die Welt der fünf Winde«) haben ihren Ursprungsort in einem der Chakras. So geht ...

- **Apana Vayu**, der »Aus-Hauch«, aus dem Muladhara Chakra (Wurzelzentrum) hervor,
- **Vyana Vayu**, der »Überall-Hauch«, hat seinen Sitz im Svadhisthana Chakra (Sakralzentrum),
- **Samana Vayu**, der »Zusammen-Hauch«, im Manipura Chakra (Solarplexus/Nabelzentrum),
- **Prana Vayu**, der »Hervor-Hauch«, im Anahata Chakra (Herzzentrum),
- **Udana Vayu**, der »Aufwärtshauch«, im Vishuddha Chakra (Kehlkopfzentrum).

Übersicht über die Chakras

Chakra	Sitz	Aufgabe/ körperliche Entsprechung/	Anzeichen von blockiertem Chakra	Bija Mantra (Keimsilbe) Farbe
Sahasrara (*sahasra*: Tausend, *ara*: Speichen; tausendspeichig, tausendstrahlig; aber auch; Tausendschön Scheitelzentrum)	an der höchsten Stelle des Schädels (Fontanelle) am Ende der Sushumna	Beeinflussung des gesamten Organismus, nicht mehr dem grobstofflichen Körper zugeordnet, Sitz des höchsten Bewusstseins	• unpraktisch • entscheidungsschwach • depressiv • entfremdet • verwirrt • geplagt vom Gefühl der Bedeutungslosigkeit	OM/AH Violett
Ajna Chakra (*ajna*: Befehl; Autorität; Stirnzentrum)	zwischen den Augenbrauen	Hypophyse, Steuerung des endokrinen Systems, hier vereinigen sich Ida, Pingala und Sushumna. Sitz der Erkenntniskräfte, des Intellekts, Ich-Bewusstseins und der Sinne	• Mangel an Vorstellungskraft • Konzentrationsmangel • getrübte Intuition • verzerrte Sicht der Dinge • Überbetonung von Logik und Intellekt	OM/ KSHAM Indigo/ Tiefblau
Vishuddha Chakra (*vi*: unvergleichlich, groß, *shuddha*: Reiniger; Kehlkopfzentrum)	in der Halsgrube, am Kehlkopf	Schilddrüse und Nebenschilddrüse	• Unfähigkeit, Ideen mitzuteilen • Probleme mit der Selbstdarstellung • geringes Selbstwertgefühl • widersprüchliche Kommunikation • Selbst- oder Fremdtäuschung	HAM Hellblau/ Türkis
Anahata Chakra (*ana*: nicht, *ahata*: Schlag, Laut; Der »nicht angeschlagene Klang«; Herzzentrum)	am Rücken auf der Höhe des Herzens an der Brustwirbelsäule	Sitz des Luftelements, der Individualseele, Träger des Tast- und Fühlsinns	• Einsamkeit • Mangel an emotionaler Erfüllung • Schwierigkeiten, Liebe zu geben oder zu empfangen • Mangel an Mitgefühl • ungesunde Beziehungen	YAM Grün

Chakra	Sitz	Aufgabe/ körperliche Entsprechung/	Anzeichen von blockiertem Chakra	Bija Mantra (Keimsilbe) Farbe
Manipura Chakra (*mani*: Edelstein, *pura*: Stadt, Flut; Nabelzentrum)	direkt unter dem Bauchnabel, an der Lendenwirbelsäule, Solarplexus	Sitz des Feuerelementes, verbunden mit der Verdauung und der Aufnahme von Nahrung und Prana	· Mangel an Selbstvertrauen · mangelndes Selbstwertgefühl · Schwierigkeit, Wünsche zu manifestieren · übertrieben dominant · Machtmissbrauch	RAM Gelb
Svadhisthana Chakra (*adhisthana*: Sitz, Wohnort, *sva*: Selbst; Sakralzentrum	zwischen Wurzelzentrum und Nabelzentrum, oberhalb der Genitalien, am Kreuzbein	Sitz des Wasserelements, verbunden mit Kapha und dem Geschmackssinn	· gefühlskalt · Schwierigkeiten, Freude zu empfinden · Schwierigkeiten, sich zu verändern · übertrieben zurückhaltend · übersensibel · übermäßig sexuell · übertriebene Schuldgefühle	VAM Orange
Muladhara Chakra (*mula*: Wurzel, *adhara*: Basis; Wurzelzentrum)	am Damm zwischen Afteröffnung und Geschlechtsorganen, an der Basis der Wirbelsäule, am Steißbein	Sitz des Erdelements	· überängstlich bezüglich Sicherheit und Überleben · flatterhaft, ungeerdet · Gefühl, nirgendwo hinzugehören · schwache Gesundheit · wenig Träume und Fantasie	LAM kräftiges Rot

Es folgt nun eine Erläuterung der einzelnen Chakras in Verbindung mit Mudras, Mantras, Yogaübungen, Meditationen. Selbstverständlich können Sie jedoch Mudras auch ohne Yogaübungen und Mantras und Meditationen ausführen, und sie entfalten dennoch ihre Wirkung. Die entsprechenden Yogaübungen (Asanas), Mantras und Meditationen stellen nur ein Angebot zur Ergänzung dar, sie verstärken zum Teil die Wirkungen der Mudras.

Muladhara Chakra: Das Wurzelzentrum

Das erste Chakra nennt man Muladhara Chakra.
Es ist wie brennendes Gold.
Man richtet den Blick auf die Nasenspitze
und die Gedanken auf dieses brennend goldene Chakra.
Dies befreit von allen Sünden.

Goraksha Shataka

Beginnen wir unsere Reise durch die Welt der Chakras am untersten Zentrum, dem zwischen Anus und Genitalien gelegenen Wurzelzentrum, Muladhara Chakra (von *mula*: Wurzel; *adhara*: Basis). Dieses Energiezentrum steuert laut der Samkhya-Philosophie (siehe Seite 28) das Element Erde, es »erdet« uns also. Das Wurzelchakra ist die energetische Basis unseres physischen Körpers und das Fundament unseres feinstofflichen Energiekörpers. Dieses Zentrum entwickelt sich in unserer frühen Kindheit, hier wurzelt unsere emotionale Stabilität, hieraus erwachsen Mut und Sicherheit, aber eben auch – wenn sich das Muladhara Chakra im Ungleichgewicht befindet – Unruhe, Angst und Nervosität. Angst ist die Hauptursache für eine Blockade des Wurzelzentrums. Das Wurzelzentrum steuert die Ausscheidungsorgane, Dickdarm und Enddarm, den Geruchssinn (es korrespondiert daher eng mit dem Stirnzentrum) und die Nebennieren. Es hat einen engen Bezug zu allen festen Bestandteilen unseres Körpers wie Knochen, Zähnen und Nägeln.

Im Wurzelzentrum ist die Basis unseres instinkthaften Verhaltens, der Sitz unserer Lebenskraft. Seine Gottheit ist Brahma, der Schöpfer, doch auch Ganesha, der Elefantenköpfige, hat hier seinen Wohnsitz. Das Krafttier dieses Zentrums ist so der mächtige Elefant. Sicherheit, Gelassenheit, Ruhe, Kraft – all dies symbolisiert der Dickhäuter. In diesem Chakra befindet sich der Sitz Apana Vayus, des »sich entfernenden Hauchs«, der die Ausscheidungen steuert (siehe Seite 53). Hier entspringen die drei Hauptnadis Ida, Pingala und Sushumna, hier ruht sie, die »schlafende Göttin«, die sagenumwobene Kundalini-Energie. Von ihr sagt man, dass sie bei ihrem Aufstieg die einzelnen

Chakras durchdringt, bis sie schließlich – am Ende unserer Reise durch die Welt der Chakras – *Brahmarandhra* erreicht, die »Öffnung Brahmas« inmitten des Scheitelzentrums (Sahasrara Chakra).

Mudras zur Öffnung, Aktivierung, Stärkung und Regeneration des Muladhara Chakra

Da das das Muladhara Chakra das Erdelement steuert, ist die dazugehörende Mudra eigentlich Prithvi Mudra (siehe Seite 36 und Abbildung rechts unten), meist wird allerdings zur Öffnung und Stärkung des Chakras Jnana Mudra/Vayu Mudra (siehe Seite 45 und Abbildung Seite 43) verwendet. Mit dieser Mudra – die Spitze des Zeigefingers und des Daumens berühren sich mit sanftem Druck – lässt sich dieses Energiezentrum am unteren Ende der Wirbelsäule öffnen. Durch die Öffnung dieses Chakras wird Brahma Granthi »durchstoßen«, eine feinstoffliche Blockade im System der Nadis, die den Aufstieg der gespeicherten Lebensenergie (Prana), der Kundalini, behindert.

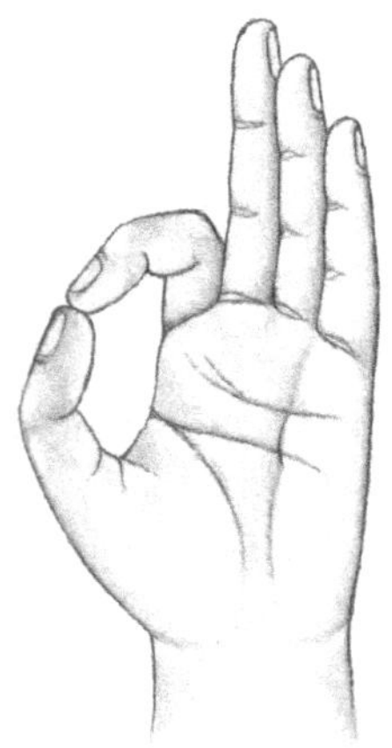

Jnana/Gynana/ Vayu Mudra

Das diesem Chakra zugeordnete Bija Mantra lautet: LAM. Das A in LAM wird sehr lang gesprochen (wie bei allen anderen Bija Mantras im Bereich der Chakras), also: LAAAAM.

Mithilfe des Bija Mantras LAM können Sie die folgende Meditation zur Öffnung, Aktivierung und Harmonisierung des Wurzelchakras durchführen.

Selbstverständlich hat wohl jede Meditation den eigentlichen Sinn, uns zu unserem wahren Selbst zu führen, dem *atman*, wie man ihn in Indien nennt. Doch oftmals ist der Weg lang, unendlich lang – wenn die Chakras blockiert sind …

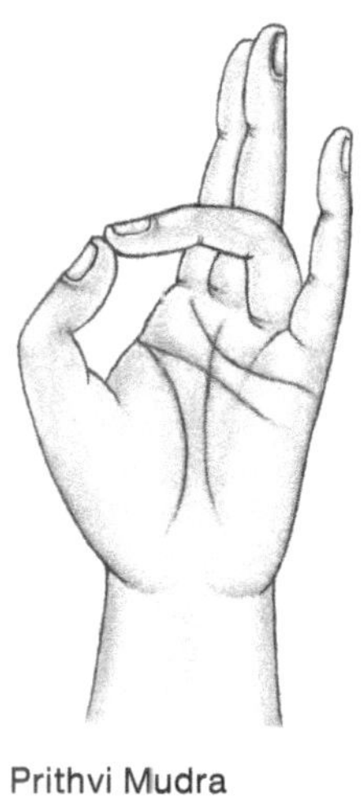

Prithvi Mudra

Meditation für das Muladhara Chakra

Setzen Sie sich in eine Ihnen angenehme Meditationshaltung, am besten den Diamantsitz (Vajrasana), Lotussitz (Padmasana), die einfache Stellung im halben Schneidersitz (Easy Pose/Sukhasana) oder in die Vollkommene Haltung (Siddhasana). Gern können Sie sich aber auch aufrecht auf einen Stuhl setzen, ohne sich anzulehnen. Die Sitzhaltungen werden im Folgenden beschrieben.

Diamantsitz – Vajrasana

- Setzen Sie sich aufrecht zwischen die Fersen, die großen Zehen liegen leicht übereinander, die Fersen zeigen nach außen, die Zehen sind nach hinten gestreckt, die Knie sind geschlossen.
- Legen Sie die Hände mit den Handflächen nach unten auf die Knie, schließen Sie die Augen und entspannen Sie sich.
- Sollten Sie Schmerzen oder Beschwerden in den Knien haben oder zu viel Spannung in den Fußristen spüren, setzen Sie sich auf eine zusammengerollte Decke oder einen Yogablock.

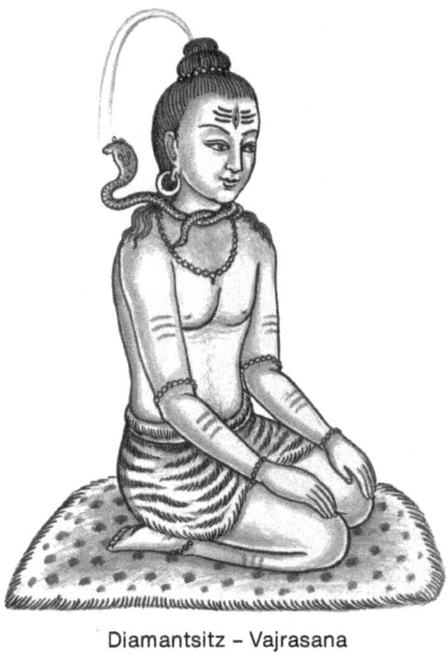

Diamantsitz – Vajrasana

Die einfache Stellung/Easy Pose – *Sukhasana*

- Setzen Sie sich mit gekreuzten Beinen auf den Boden, legen Sie den rechten Fuß unter den linken, den linken Fuß unter den rechten Unterschenkel.
- Legen Sie die Hände auf die Knie. Halten Sie Kopf, Nacken und Rücken aufrecht.
- Schließen Sie die Augen und entspannen Sie sich.

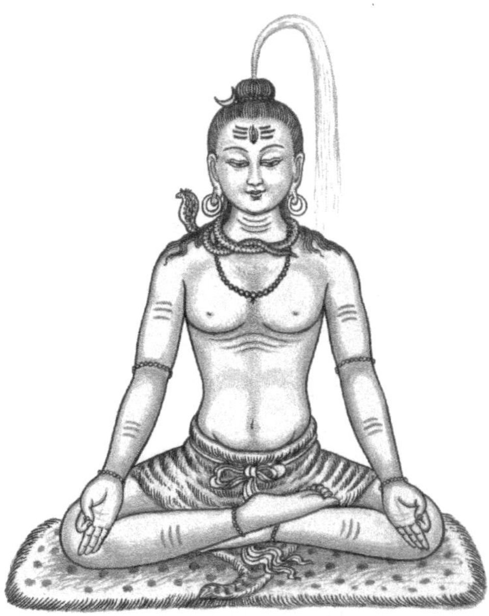

Einfache Stellung - Sukhasana

Die vollkommene Haltung – *Siddhasana*

- Setzen Sie sich aufrecht mit ausgestreckten Beinen auf den Boden oder ein Meditationskissen (oder eine mehrfach gefaltete Decke), und entspannen Sie sich.
- Beugen Sie das rechte Knie und legen Sie die Sohle des rechten Fußes gegen den linken Schenkel, sodass die Ferse zwischen Anus und Genitalien gegen den Damm drückt.
- Beugen Sie das linke Knie und legen Sie den linken Fuß auf die rechte Wade, sodass die Ferse an der Wurzel der Genitalien auf das Schambein drückt.

- Führen Sie die Zehen und das vordere Ende des linken Fußes zwischen Oberschenkel und Wade des rechten Beines, die Zehen des rechten Fußes zwischen linken Oberschenkel und linke Wade.

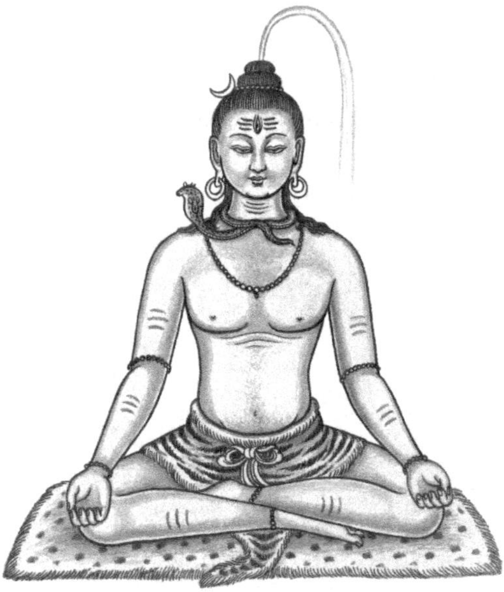

Die vollkommene Haltung

Die vollkommene Haltung für Frauen – *Siddha Yoni Asana*

- Der Meistersitz für Frauen (*Siddha Yoni Asana*) ist weitgehend identisch mit Siddhasana, nur dass hier die Sohle des rechten Fußes flach gegen den linken Innenschenkel gepresst wird, die Ferse liegt zwischen den äußeren Schamlippen.

Der Lotussitz – *Padmasana*

- Setzen Sie sich aufrecht mit ausgestreckten Beinen auf den Boden und entspannen Sie sich.
- Beugen Sie das rechte Knie, ziehen Sie den rechten Fuß möglichst weit zur Taille und legen Sie ihn mit der Fußsohle nach oben auf den linken Oberschenkel.
- Beugen Sie nun das linke Bein und legen Sie den linken Fuß ebenfalls möglichst hoch mit der Fußsohle nach oben auf den rechten Oberschenkel.

- Legen Sie Ihre Hände in Chin Mudra oder Jnana Mudra auf die Knie oder in Dhyana Mudra in den Schoß.
- Verharren Sie – aufrecht – in dieser Position, solange es Ihnen anstrengungslos (und schmerzlos!) möglich ist. Schließen Sie hierzu die Augen oder richten Sie Ihren Blick in der Shambhavi Mudra auf das Stirnzentrum (Ajna Chakra).

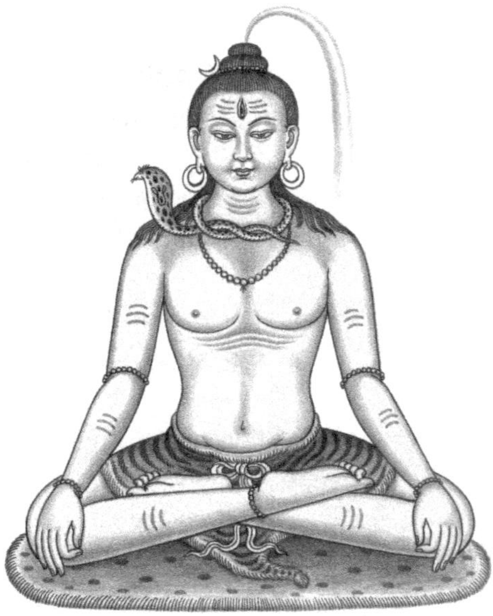

Der Lotussitz - Padmasana

Ausführung der Meditation

- Legen Sie beide Hände auf das jeweilige Knie und formen Sie mit den Händen Jnana Mudra/Vayu Mudra, um die Lebensenergie (Prana) aufsteigen zu lassen, sie quasi mit der Kraft des Windelements geradezu nach oben zu treiben.
- Intonieren Sie das Mantra LAAAAM. Zunächst deutlich hörbar, dann flüsternd, schließlich nur noch im Geist, oder meditieren Sie, wie in der Goraksha Shataka beschrieben: Richten Sie Ihren Blick auf die Nasenspitze, Ihre gesammelte Achtsamkeit aber auf das Unterleibszentrum (Muladhara Chakra).
- Verweilen Sie, solange Sie mögen, in dieser körperlichen und geistigen Haltung.

- Kehren Sie langsam ins Hier und Jetzt zurück. Erfrischen Sie die Augen, indem Sie schnell die Handflächen aneinanderreiben, bis sie warm sind, und die Handflächen dann auf die Augen legen (Palmieren). Haben die Augen die Wärme weitgehend absorbiert, lösen Sie die Hände und öffnen Sie langsam die Augen, damit nicht zu schnell zu viel Licht in die Pupillen dringt.

Svadhisthana Chakra: Das Sakralzentrum/Sexualzentrum

Unter der Wurzel des Penis ist der quadratische Ort
*des Kalagni-Feuers**, *des Feuers, das die Welt zerstört.*
Es blitzt wie Gewitter und scheint wie flüssiges Gold.
Sva bedeutet hier Prana und Svadhisthana ist die Essenz Pranas.

Goraksha Shataka 13/14

Sollten Sie sich nun über die Erwähnung des männlichen Geschlechtsorgans im obigen Zitat wundern: Geben wir es ruhig unumwunden zu – in den Yogaschriften des klassischen Indien spielen Frauen eine eher untergeordnete Rolle. Noch als ich in den frühen Achtzigern meine Lehrer in Indien nach der einen oder anderen Variante der Übungen für Frauen fragte, waren sie meist recht ratlos, hatten nie darüber nachgedacht. Dabei waren sie keineswegs frauenfeindlich oder Ähnliches. Keineswegs. Diese Fragen hatten sich ihnen einfach nie gestellt. Ich avancierte folgerichtig sowohl in Indien als auch in Nepal zum gefragten Yogalehrer, weil sich auch Frauen in meine Kurse trauten. Allerdings hatte ich ähnliche Erfahrungen auch im ach so aufgeklärten Westen: Bei einem meiner ersten Yogabücher erwähnte ich die auch hier beschriebene Siddha Yoni Asana, die Vollkommene Haltung für Frauen (siehe Seite 80). Es kostete einige Gespräche, die Lektorin davon zu überzeugen, dass dies kein anrüchiges und sexistisches Manuskript war.

---

* Kalagni von kala = Zeit und agni = Feuer; die alles zerstörende Feuersbrunst am Ende der Zeit

Also selbstverständlich können wir das obige Zitat auch auf den weiblichen Körper übertragen: Der Sitz des Svadhisthana Chakras ist am unteren Ende der Wirbelsäule, da, wo sich Steißbein und Kreuzbein verbinden. Hier befindet sich ein kleiner knöcherner Vorsprung kurz oberhalb des Anus. Es liegt bei Männern und Frauen und auch allen anderen Personen, die sich hier nicht wiederfinden können, kurz oberhalb des Muladhara Chakra, unterhalb des Nabels. *Sva* bedeutet »Selbst«, *adisthana* ist die Stadt, der Platz, die Siedlung, der Königshof, der Wohnsitz. Svadhisthana ist also der Wohnsitz des Selbst.

Das zweite Chakra, das die feinstoffliche Kundalini-Energie bei ihrem Aufstieg von Chakra zu Chakra erreicht, ist dieses Zentrum, das Sakralzentrum, das Svadhisthana Chakra. Dieses Zentrum wird häufig auch als Sexualzentrum bezeichnet, doch greift diese Bezeichnung zu kurz. Svadhisthana ist – wie wir gesehen haben – der Wohnort des Selbst. Es kontrolliert das Wasserelement (Jala) und reguliert alles sexuelle Empfinden, aber auch Gefühle wie Schuld und Scham. Das Svadhisthana Chakra steuert den Geschmackssinn und ist das Zentrum all unserer Emotionen und Instinkte sowie der Ursprung jeglicher Kreativität. Blockiert wird das Sakralzentrum vor allem durch Isolation und Schuldgefühle. Auf körperlicher Ebene beeinflusst es insbesondere Uterus, Genitalien (insbesondere die Keimdrüsen Hoden und Eierstöcke), Blase, Nieren und endokrine Drüsen.

Hier hat Vishnu, der Erhalter, seinen Wohnsitz, das ihm zugeordnete Krafttier ist *makara*, das Krokodil. Die hier residierende weibliche Gottheit ist Rakini, eine Personifikation der mystischen Schlangenenergie Kundalini, Kraft und Macht dieses Zentrums symbolisierend. Dieses Zentrum stellt jene Urkraft dar, die uns vorantreibt, die völlig ruhig sein kann – wie das in der Sonne auf einer Sandbank dösende Krokodil –, um urplötzlich unkontrolliert hervorzubrechen – wenn wir nicht achtsam sind. In seiner klassischen Darstellung als Lotus hat dieses Zentrum sechs blutrote Blütenblätter. Vyana Vayu wird in diesem Zentrum lokalisiert, der nach außen strebende Hauch. Häufig ist dieses Zentrum durch Angst blockiert – Angst vor Sexualität, aber auch vor dem Gegenteil: Angst vor dem Tod. Ganz so, wie sich laut der Psychoanalyse nach Sigmund Freud im Menschen zwei entgegengesetzte Triebkräfte gegenüberstehen: Hier der Trieb nach Fortbestehen, Zeugung, Sexualität, dort der Trieb nach Auflösung und Vernichtung und Tod.

Mudras zu Öffnung, Aktivierung, Stärkung und Regeneration des Svadhisthana Chakras

Mudras zur Öffnung und Aktivierung des Svadhisthana Mudra sind insbesondere Dhyana Mudra und/oder Bhairava/Bhairavi Mudra, die ich im Folgenden beschreibe.

Dhyana Mudra: Die Geste der Meditation

Dhyana Mudra ist die wohl bekannteste Handhaltung für die Meditation (*dhyana*: Kontemplation, Meditation).

Wirkung

Diese Mudra führt folgerichtig zu innerer Stille, Ruhe und Ausgeglichenheit, Stress und emotionale Spannungen verschwinden. Sie hat positive Auswirkungen auf das Gehirn, sie harmonisiert die rechte und linke Gehirn- und Körperseite sowie Körper und Geist. Die Gefühlswelt wird positiv beeinflusst, Konzentrations- und Gedächtnisfähigkeit werden gesteigert. Diese Handhaltung – und die damit verbundene Meditation – erleichtert die Zwerchfellatmung und unterstützt die Verdauung. Anhaftung und ungesundes Streben werden aufgegeben, die eigentliche

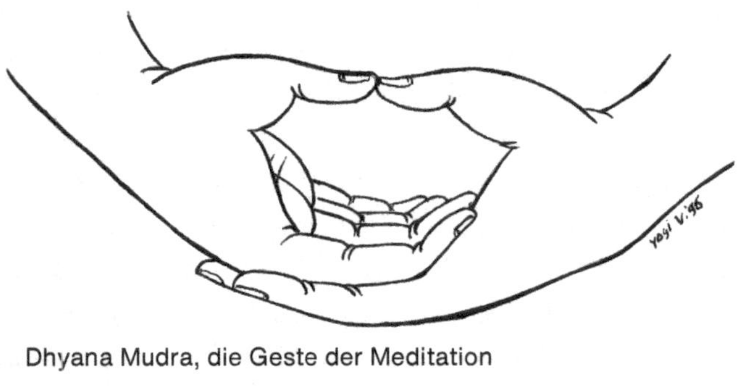

Dhyana Mudra, die Geste der Meditation

Tiefe der menschlichen Natur kommt zum Vorschein. In dieser Handhaltung symbolisiert sich, was nicht in Worte gefasst werden kann. Dhyana Mudra hilft, still zu werden, einen meditativen Zustand zu erlangen. Sie reduziert Stress, erhöht Achtsamkeit und Konzentration. Da sich die Daumen (Agni) der beiden Hände berühren, wird das Verdauungsfeuer entfacht und die Körperwärme erhöht.

Die nächste Meditation wird durch Dhyana Mudra besonders wirkungsvoll.

Meditation mit Dhyana Mudra für das Svadhisthana Chakra

- Sitzen Sie hierzu in einer Ihnen angenehmen meditativen Haltung oder aufrecht auf einem Stuhl und legen Sie die Hände – schalengleich – in den Schoß (siehe Zeichnung linke Seite). Diese Handhaltung symbolisiert die Leere, die alles enthält und aus der alles hervorgeht. Die linke Hand liegt – die Handfläche nach oben – im Schoß, der Handrücken der rechten ruht auf der Handfläche der linken, die Daumenspitzen berühren sich sanft.
- Richten Sie Ihre ungeteilte Aufmerksamkeit, Ihre Achtsamkeit, einzig und allein auf den Atem, sein unaufhörliches Kommen und Gehen.
- Gedanken, die eventuell auftauchen, werden nicht verdrängt, führen Sie jedoch sanft Ihre Achtsamkeit zum Atem zurück.
- Verweilen Sie in dieser Haltung, solange Sie mögen.
- Reiben Sie zum Abschluss Ihrer Meditation schnell die Handflächen aneinander, bis sie warm sind, und legen Sie die Handflächen auf die geschlossenen Augen (Palmieren).
- Lösen Sie die Hände von den Augen, wenn diese die Wärme weitgehend absorbiert haben.

Eventuell zusätzlich:

- Reiben Sie die Hände erneut, bis sie warm sind, und streichen Sie sanft mit den warmen Händen die Kehle. Die Schilddrüse im Vishuddha Chakra dankt es Ihnen. Wärmen Sie erneut die Hände und wärmen Sie die Ohren mit schnellem, kreisendem Reiben der Ohren; zuerst mehrmals (fünf- bis zehnmal) im Uhrzeigersinn, dann ebenso oft gegen den Uhrzeigersinn. Wärmen Sie erneut die Hände und streichen Sie sanft mehrmals über den Magen-Darm-Trakt (Manipura Chakra).

- Kehren Sie sanft zurück und öffnen Sie die Augen.

Bhairava/Bhairavi Mudra: Die Geste Bhairavas/ Bhairavis – die Geste fester Entschlossenheit

Die nächste Mudra, ***Bhairava Mudra***, ist eine sehr gute Meditationshilfe, denn sie beruhigt den Geist, schenkt Frieden und ist die »Geste fester Entschlossenheit« oder auch die »Geste höchster Erkenntnis«.

Wirkung
Sie überwindet Negativität und ist äußerst hilfreich, wenn es gilt, die Anhaftungen an unser Ego zu tilgen, zumindest aber zu lindern. Sie verleiht den Mut, den man braucht, um das Leben, so wie es ist, voll zu akzeptieren. Eine besonders starke Wirkung ergibt sich, wenn sich die Daumen – wie in der Dhyana Mudra – berühren. Dadurch aktivieren Sie das Element Feuer (Agni), das von den Daumen repräsentiert wird. Die miteinander verbundenen Hände symbolisieren das Stirnchakra (Ajna Chakra) und bewirken die Vereinigung der beiden Hauptmeridiane Ida und Pingala und damit die Vereinigung der beiden Gehirnhälften.

Die beiden Bezeichnungen der Mudra erklären sich aus einer männlichen und einer weiblichen Form: Bhairava, »der Furchteinflößende«, in seinen acht Erscheinungsformen, ist die zerstörerische Emanation Shivas, des Zerstörers von Unwissenheit, Gier, Verblendung etc.; Bhairavi hingegen ist dessen weibliche Form, eine der zehn Weisheitsgöttinnen des Tantra, aber auch »die zu Bhairava Gehörende«. Sie ist die Göttliche Mutter, die unsere Schwächen zerstört und uns zu wachsen hilft, sie ist Kali, sie ist Durga, die »schwer zu Begreifende«, strafend und gütig, sie ist die, die »die Furcht (Bhaya) nimmt«, die weibliche Urkraft des Universums. Schwer zu begreifen eben ...

Ausführung

Die ihnen zugeordneten Mudras/Hastas dagegen sind sehr einfach und schnell erklärt:

- Legen Sie die Hände flach übereinander (wie bei Dhyana Mudra). Ruht die rechte Hand oben (männliche Seite), handelt es sich um Bhairava Mudra, liegt die linke Hand oben (weibliche Seite), handelt es sich um Bhairavi Mudra. Die Handflächen zeigen nach oben.
- Häufig wird empfohlen, dass männliche Aspiranten die rechte Hand oben positionieren (Bhairava Mudra), weibliche die linke (Bhairavi Mudra). Sie können aber einfach auch ausprobieren, welche der beiden Positionen sich für Sie am richtigsten und friedvollsten anfühlt.
- Diese Mudra sollte, um eine entsprechende Wirkung zu erzielen, am besten 5 bis 45 Minuten pro Tag ausgeführt werden.

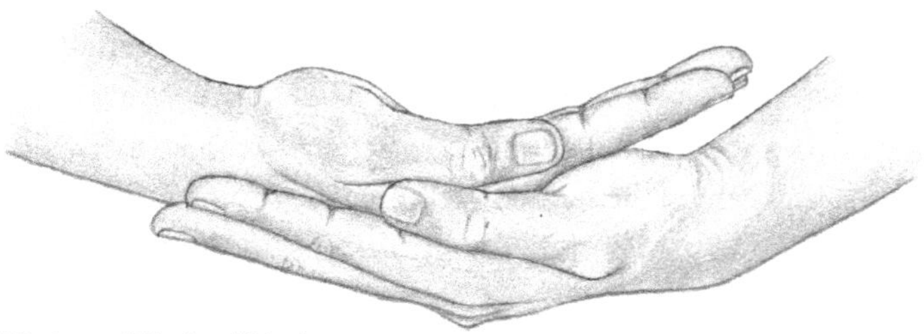

Bhairava/Bhairavi Mudra

Bhairava/Bhairavi Mudra oder auch Dhyana Mudra können Sie in der folgenden Meditation einsetzen. Da das Sakralzentrum das Element Wasser regiert, wird häufig auch anstelle von Bhairava/Bhairavi Mudra oder Dhyana Mudra/Svadhistana Mudra mit beiden Händen die Jala Mudra (siehe Seite 32) ausgeführt; in diesem Fall liegen die Hände auf den Knien. Das diesem Chakra zugeordnete Bija Mantra lautet VAM. Mithilfe des Mantras können Sie die Wirkung der Meditation verstärken.

Meditation zur Öffnung und Aktivierung des Svadhisthana Chakras

- Setzen Sie sich – wie zuvor beschrieben – in eine Ihnen angenehme meditative Haltung oder aufrecht auf einen Stuhl und schließen Sie die Augen.
- Legen Sie die Hände in der Bhairava/Bhairavi Mudra oder in Dhyana Mudra, der Geste der Meditation, in den Schoß.
- Intonieren Sie nun das zu diesem Chakra gehörige Mantra VAAAAM, zunächst deutlich hörbar, dann flüsternd, schließlich nur noch im Geist, oder meditieren Sie, wie in der Goraksha Shataka beschrieben, indem Sie Ihre gesammelte Achtsamkeit während der Mantra-Rezitation oder während des »Verharrens in Stille« (was Ihnen lieber ist, leichter fällt, eher entspricht ...) auf das Svadhisthana Chakra richten. Eventuell spüren Sie ein Gefühl von Wärme (das »Feuer der Leidenschaft« lässt als zartes, wohliges Empfinden grüßen), das von diesem Zentrum ausströmt.
- Verweilen Sie, solange Sie mögen, in dieser körperlichen und geistigen Haltung.
- Kehren Sie langsam ins Hier und Jetzt zurück. Erfrischen Sie die Augen, indem Sie schnell die Handflächen aneinanderreiben, bis sie warm sind, und die Handflächen dann auf die Augen legen. Haben die Augen die Wärme weitgehend absorbiert, lösen Sie die Hände und öffnen Sie langsam die Augen, damit nicht zu schnell zu viel Licht in die Pupillen dringt.

Manipura Chakra: Das Nabelzentrum

Das Manipura Chakra ist wie die Morgensonne.
Richtet man bei seiner Meditation über dieses Chakra
den Blick auf die Nasenspitze (Nasikagra Drishti),
kann man die Welt ins Wanken bringen.

Goraksha Shataka

Das Manipura Chakra ist das dritte der sieben Hauptchakras. Der Sanskritbegriff *manipura* bedeutet wörtlich: Ort oder Stadt der Juwelen, der Kostbarkeiten (*mani*). Es trägt den Namen »Stadt der Juwelen« auch deshalb, weil dieser Lotus aufgrund der hier gespeicherten Energie wie ein Edelstein strahlt. Dieses Zentrum wird manchmal auch als Meer oder Flut der Edelsteine bezeichnet, je nach der Aussprache des Vokals »U«. Wird Manipūra mit langem »ū« gesprochen/geschrieben, ist es »die Flut«, mit kurzem »u« gesprochen/geschrieben (Manipura) bedeutet es »Stadt«. Auf jeden Fall aber ist dies ein höchst bedeutsamer Ort, ein Bereich größter Wertschätzung: das Zentrum der Lebensenergie, unser Energiespeicher. Es ist die Quelle von Selbstbewusstsein und Kraft. Mut, Willenskraft und Begeisterung, Durchsetzungskraft und Sensibilität, all dies entspringt dem Manipura Chakra. Auch unser Sehsinn hat hier seinen Sitz. Ein geringes Selbstwertgefühl und Schamgefühle blockieren unser Nabelzentrum.

Der Sitz des Manipura Chakras ist in der Wirbelsäule leicht oberhalb des Bauchnabels, daher auch die Bezeichnung »Nabelzentrum«. Das Krafttier des Manipura-Chakras ist der angriffslustige Widder. Er symbolisiert wie kaum ein Tier explosives Verhalten und Durchsetzungskraft. Seine Hauptgottheit ist der vedische Rudra, ist Shiva, der »Gütige«, der jedoch auch alles zerstört. Als weibliche Gottheit beherrscht Lakini dieses Zentrum. Weitere Gottheiten, die mit diesem Chakra verbunden sind, sind insbesondere Durga, Kali und Agni.

Die zehn blauen Blütenblätter im Symbol dieses Energiezentrums stehen für die fünf Prana Vayus und die fünf Upapranas (siehe Seite 56). Diese Pranas und Upapranas regulieren die fünf Handlungsorgane Mund, Hände, Füße, Ausscheidungsorgane sowie die

Fortpflanzungsorgane und die fünf Wahrnehmungsorgane Sehsinn, Gehör, Geruchssinn, Geschmackssinn und den Tastsinn. Da Prana durch den ganzen Körper zirkuliert, kann man sich leicht vorstellen, wie wichtig ein balanciertes drittes Chakra für alle Funktionen des Körpers ist.

Der Bereich des Solarplexus, des Sonnengeflechts, ist für die vitalen Prozesse unseres Körpers äußerst wichtig: Als Sitz des Verdauungsfeuers (Agni) regelt das Manipura Chakra die Funktion aller Verdauungsorgane; und Agni, das Feuer, ist auch das vorherrschende Element, das dieses Chakra steuert. Hier ist das Zentrum der Verdauung und des Stoffwechsels; es reguliert die Funktion der Magendrüsen, der Bauchspeicheldrüse, der Gallenblase und aller anderen Organe, die für die Verdauung zuständig sind und dafür notwendige Säuren und Sekrete und Enzyme herstellen. Auch die Nebennieren, die zum Beispiel Adrenalin ausschütten, sind mit diesem Chakra verbunden. Die Adrenalinausschüttung beeinflusst alle physiologischen Vorgänge: Der Körper wird auf verstärkte Aktivität, auf Gefahr vorbereitet, indem sich der Herzschlag erhöht, die Atmung schneller wird und die Wahrnehmung sich schärft – alles wird auf »Kampf oder Flucht« vorbereitet. Erfolgt diese Aktivierung zur »Unzeit«, entstehen Anspannung, Aufgeregtheit und Nervosität bis hin zu Panikattacken. Darüber hinaus regelt das Manipura Chakra auch die Funktion der Muskeln und Augen. Das Manipura Chakra ist für unser Wohlbefinden verantwortlich, aber auch für einen Mangel daran.

Das Bija Mantra des Manipura Chakras ist RAM.

Mudras zu Öffnung, Aktivierung, Stärkung und Regeneration des Manipura Chakras

Es gibt eine Vielzahl von Mudras zur Öffnung und Stärkung des Manipura Chakras. Wenn Sie zum Beispiel das Verdauungsfeuer stärken wollen, wählen Sie die Sonnengeste (Surya Mudra, siehe Seite 37 und rechts), die Sie schon kennengelernt haben. Diese Mudra stärkt das Verdauungsfeuer und verbessert dadurch Verdauung und Ausscheidung, hilft, Fett zu verbrennen, senkt den Cholesterinspiegel und reinigt den Körper. Auch die Hakini Mudra (siehe Seite 115) sowie die

Apana Mudra (siehe Seite 59) sind zu Öffnung, Aktivierung, Stärkung und Regeneration des Maipura Chakras gebräuchlich.

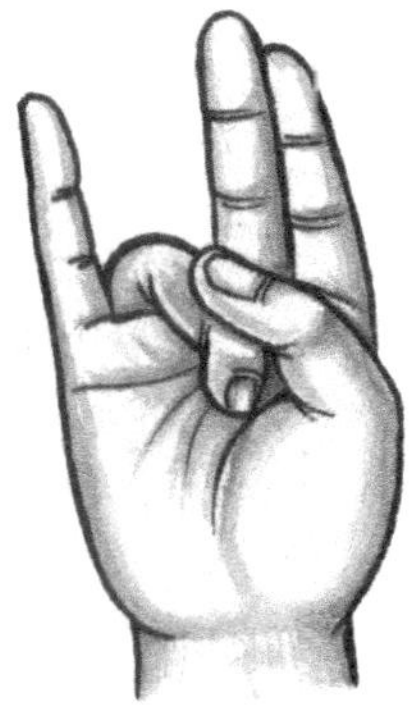

Surya Mudra, die Sonnengeste

Manipura Chakra Mudra

Ausführung

Eine weitere sehr einfache und deshalb wohl auch äußerst gebräuchliche Mudra ist die *Manipura Chakra Mudra*, bei der wie bei Anjali Mudra die Handflächen aneinandergelegt werden. Jedoch zeigen die Fingerspitzen hier nach vorne statt nach oben.

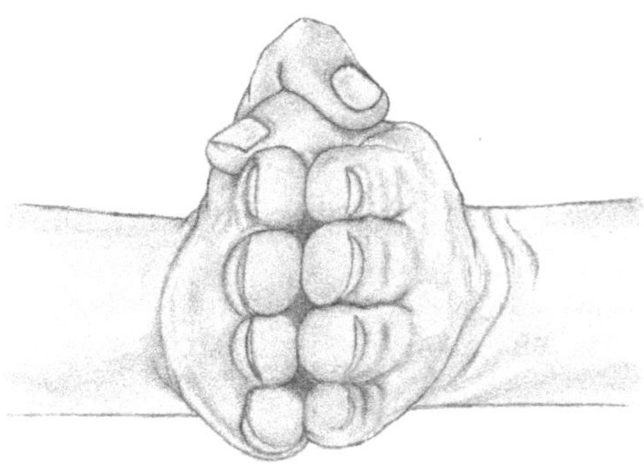

Manipura Chakra Mudra

Karkata/Karkatika Mudra: Die Geste der Krabbe

Die einfachste Mudra zur Stärkung und Öffnung des Manipura Chakras ist *Karkata/Karkatika Mudra*, die Krabbe.

Wirkung

Diese Übung ist äußerst einfach und wohltuend. Sie hilft, Ausdauer, Durchsetzungsvermögen, Stärke und Konzentrationsfähigkeit zu entwickeln, und stärkt die fünf Sinnesorgane und die fünf Handlungsorgane.

Diese Mudra wird auch häufig im Zusammenhang mit einigen Yogaübungen praktiziert, wie Tadasana, die Berghaltung (siehe Zeichnung und Beschreibung unten und rechte Seite).

Ausführung

Verschränken Sie die Finger und legen Sie sie mit den Handflächen nach innen auf den Bauch. Die Hände befinden sich hier etwas oberhalb des Nabels, die (verschränkten) kleinen Finger am Nabel.

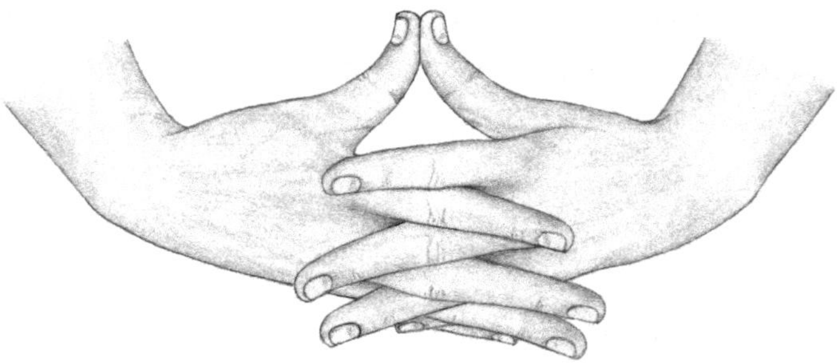

Karkata Mudra, die Krabbe

Tadasana in Verbindung mit Karkata Mudra, der Krabbe

Tadasana: Die Berghaltung

»Fest und aufrecht wie ein Berg wird, wer diese Übung täglich praktiziert, körperlich und geistig«, so meinten meine Lehrer einst in Indien, als ich sie nach dieser Übung befragte, die so gar nicht wie ein Berg aussehen wollte. Mit einer Vielzahl an Wirkungen, die ich, seit ich sie vor Jahrzehnten erlernen durfte, all meinen Schülern ans Herz lege: sehr einfach und äußerst wirkungsvoll – für Körper und Geist.

- Stehen Sie aufrecht mit geschlossenen Füßen und Beinen (Knie, Knöchel und große Zehen berühren sich), verlagern Sie das Gewicht leicht auf die Außenkante der Füße, um die Innenmenisken zu entlasten.
- Stehen Sie einige Atemzüge vollkommen unbeweglich, ehe Sie mit der eigentlichen Übung beginnen. Dies bezeichnet man als Samasthiti (*sama*: aufrecht, gerade; *sthiti*: still, unbewegt stehen), das »Geradestehen«, die »Aufrechte Stellung«.
- Verschränken Sie Ihre Finger in Karkata Mudra, der Handhaltung der Krabbe. Merken Sie sich, welche Finger jeweils außen sind, bei jeder Wiederholung sollten Sie – der vollständigen Harmonie halber – diese Stellung wechseln. Lag zu Beginn der rechte Zeigefinger außen, sollte bei der ersten Wiederholung der linke Zeigefinger außen sein und umgekehrt. Drehen Sie die Handflächen nach oben und strecken Sie einatmend die Arme so weit wie möglich über den Kopf; die Arme berühren hierbei die Ohren.

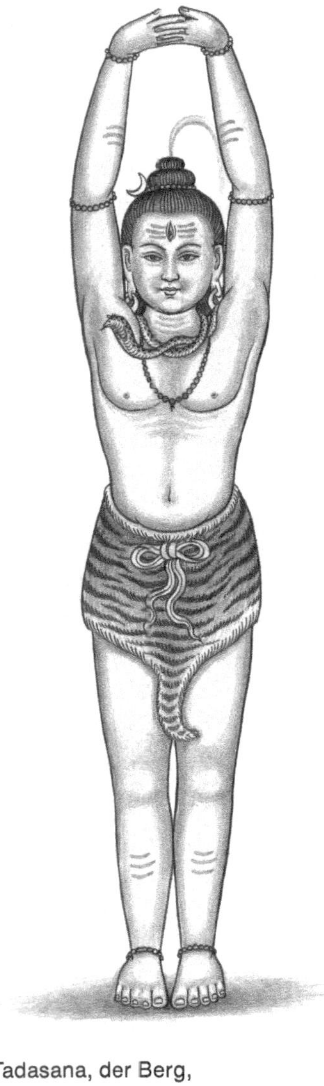

Tadasana, der Berg,
mit Karkata Mudra, der Krabbe

- Strecken Sie den gesamten Körper. Drücken Sie hierzu die Kniescheiben durch, drücken Sie die Brust heraus, ziehen Sie den Bauch ein.
- Führen Sie die Streckung weiter, bis Sie auf den Zehenspitzen stehen; strecken Sie den ganzen Körper möglichst intensiv, kontrahieren Sie die Gesäßbacken und den Afterschließmuskel (Ashvini Mudra).

- Halten Sie den Atem an (Antara Kumbhaka), während Sie kurz in dieser Stellung verharren.
- Lösen Sie ausatmend die Spannung, kehren Sie mit den Fußsohlen auf den Boden, mit den Armen seitlich zum Oberkörper zurück.
- Führen Sie diese Übung fünf- bis zehnmal aus.

Neben dieser wunderbaren Yogaübung mit der Krabbe gibt es natürlich auch eine Meditation für das Solarplexuschakra, das Manipura Chakra, mit Karkata Mudra.

Meditation zur Öffnung, Aktivierung, Stärkung und Regeneration des Manipura Chakras

- Setzen Sie sich in eine Ihnen angenehme meditative Haltung oder aufrecht auf einen Stuhl und schließen Sie die Augen.
- Legen Sie Ihre Hände leicht unterhalb des Solarplexus, kurz oberhalb des Nabels vor Ihren Magen. (Bei Surya Mudra legen Sie die Hände auf die Knie.)
- Legen Sie die Handflächen aneinander und kreuzen Sie die Daumen, wobei sich der rechte Daumen oben befindet. Drehen Sie die Hände so, dass die Fingerspitzen von Ihnen wegweisen.
- Richten Sie Ihre Achtsamkeit auf das Manipura Chakra, intonieren Sie das dem Chakra zugehörige Mantra RAAAAM, zuerst deutlich hörbar, dann flüsternd, schließlich nur noch im Geist, oder meditieren Sie, wie in der Goraksha Shataka beschrieben: Richten Sie Ihre Achtsamkeit hierzu auf das Manipura Chakra. Richten Sie Ihren Blick (auch den Blick der geschlossenen Augen) auf die Nasenspitze und intonieren Sie wie oben beschrieben das entsprechende Mantra RAAAAM.
- Bleiben Sie in dieser Haltung, solange es Ihnen guttut – ideal sind fünf bis zehn Minuten.

Anahata Chakra – Das Herzzentrum

Wer über den Herzlotus meditiert
und seinen Blick auf die Nasenspitze richtet (Nasikagra Drishti),
*überwindet die Samskaras**
*und das Denken richtet sich auf den Atman** allein.*
Über den Herzlotus, der die Farbe des Blitzes hat,
meditierend und Pranayama übend,
den Blick auf die Nasenspitze gerichtet,
wird man zum Absoluten.

Goraksha Shataka 81/82

Wer kennt sie nicht, die sprichwörtliche Herzensgüte? Das Herzstück einer Unternehmung? Wer musste noch nie seinem Herzen Luft machen, schloss noch niemanden ins Herz, nahm sich etwas zu Herzen? Gab seinem Herzen einen Stoß, hatte das Herz auf der Zunge? Wem blieb noch nicht vor Angst das Herz stehen? Dies ist nur eine äußerst knappe Auswahl von Redewendungen, in denen die Alltagssprache auf die Bedeutung des Herzens verweist. Diesem Zentrum gilt nun unsere Aufmerksamkeit.

Das Anahata Chakra, das Herzzentrum, ist das vierte der sieben Hauptchakras. Das ihm zugeordnete Element ist Vayu, der Wind, die Luft. Und hier ist auch der Sitz Pranas, der Essenz des Atems, der reinen Lebenskraft an sich. Shiva/Rudra ist der Herrscher dieses Zentrums, Kakini die ihm zugeordnete Göttin. Weitere Gottheiten, die diesem Chakra zugeordnet werden, sind Vishnu, Lakshmi und Vayu. Dieses Zentrum steht in der Mitte zwischen den drei unteren, eher weltlich orientierten Chakras, und den drei oberen, eher spirituell orientierten. Dargestellt wird dies durch ein grünes Hexagramm, zwei ineinander verschlungene gleichschenklige Dreiecke, die Shiva und Shakti, die männliche und die weibliche Urkraft des Universums, darstellen. Das nach oben zeigende Dreieck symbolisiert Shiva, das nach unten zeigende Dreieck seine Ehefrau Parvati, seine Shakti. In der

* *Samskaras* = (teils unbewusste) Eindrücke (auch aus früheren Leben).
** *Atman* = individuelles Selbst, Seele.

Mitte des Chakras liegt *Vishnu Granthi*, der Energieknoten, der die Kundalini-Energie daran hindert, weiter aufzusteigen. Als tierisches Symbol wird dem Anahata Chakra die Gazelle zugeordnet, die das Gefühl von Wachsamkeit im Hier und Jetzt repräsentiert, aber auch Anmut und Sanftheit. Die zwölf zinnoberroten Blütenblätter entfalten sich nach außen, wie sich ja auch unser Herz »nach außen« öffnet, »überfließt« im Überschwang der Gefühle.

Das Herzzentrum bildet den Mittelpunkt im System der Chakras, es hat seinen Sitz in der Brustwirbelsäule auf der Höhe des Herzens in der Mitte der Brust. Seine körperlichen Entsprechungen sind Herz, Lunge, Brust und Thymusdrüse. Es bestimmt die Funktion von Herz, Lunge, Blut, Armen und Beinen sowie den Fühl- und Tastsinn. Gefühle und Empfindungen, die mit dem Herzzentrum korrespondieren, sind – natürlich – Liebe, Mitgefühl, Zuneigung, Menschlichkeit, Toleranz und Güte. Durch Trauer, Hoffnungslosigkeit und Verbitterung wird unser Herzzentrum blockiert. Auf körperlicher Ebene beeinflusst das Anahata Chakra die Brüste, den Brustkorb und die Brustwirbelsäule, das Immunsystem, den Körperkreislauf, die Unterarme und die Handflächen. Alle Probleme des Herzens, auch Angina pectoris oder Herzrhythmusstörungen, gehen auf Störungen im Anahata Chakra zurück. Ebenso werden Brustschmerzen, sowohl zu hoher als auch zu niedriger Blutdruck, Probleme der Atemorgane wie Lungenentzündung, Asthma, allerlei Arten von Atemwegserkrankungen, Probleme in der Schulter, im Rücken im Bereich der Brustwirbelsäule, rheumatische Beschwerden in Händen oder Armen, Hauterkrankungen (Ekzeme etc.), Störungen im Immunsystem mit dem Anahata Chakra assoziiert – die Liste ist keineswegs vollständig.

Die Keimsilbe des Anahata Chakra, sein Bija Mantra, ist YAM (YAAAAM).

Der unangeschlagene Klang

Anahata bedeutet »un(an)geschlagen«, ein Klang, der nicht angeschlagen wurde, der aus sich selbst heraus erklingt. Hier, im Herzzentrum, ist die Quelle dieses nicht angeschlagenen Klangs, des *anahata nada*. *Nada brahman*, die Welt ist Klang, heißt es schon in den ältesten

Yogatraditionen, unter anderem auch in der wichtigsten Schriftensammlung des Hinduismus, den Veden, und dort insbesondere in den Upanishaden, oder der wichtigsten antiken Schrift über Yoga, dem Yoga-Sutra des Patanjali. Das Gehör ist der erste Sinn, der sich beim Embryo entwickelt, und der letzte unserer Sinne, der erst mit dem Tod erlischt.

Aus der allem innewohnenden Stille bildete sich der erste Klang, nach den Lehren des Yoga der Laut OM ॐ. Dieser »unangeschlagene Ton« ist die Stille zwischen den Worten, der Urklang des Universums, der Nachhall des Urknalls. Aus dieser Klangschwingung heraus entsteht – folgen wir dieser Lehre – das gesamte Universum, um am Ende eines Schöpfungszyklus zu ihm und schließlich zur allem zugrunde liegenden Stille zurückzukehren.

Auch ich lausche seit vielen Jahren auf Anraten meiner indischen und nepalesischen Meister diesem Laut OM am Ende meiner Atemübungen als Übergang zur Meditation.

Swatmarama Suri schreibt in der Hatha Yoga Pradipika, der »Kleinen Leuchte des Yoga«, der ältesten noch erhaltenen Yogaschrift des 15. Jahrhunderts: »Das einzige jedoch, das zum Ziele führt, ist meines Erachtens das Hören des Anahata-Klanges. ... Wenn Vishnu Granthi im Herzen mithilfe des Pranayama durchstoßen ist, dann wird in der Leere des Herzensraumes Glückseligkeit erfahren und Nada tönt im Körper wie die Glöckchen im Tempel.« Immer wieder kehrt Swatmarama Suri zu diesem mystischen »unangeschlagenen Klang« zurück, und die Zahl der Bücher, die über dieses Phänomen berichten, ist wahrhaft Legion.

Das Herzzentrum gilt nach indischer Sicht aber auch als der Ort, an dem unser Wesenskern, unser Atman, seinen Sitz hat. Sehr schön wird dies – meiner Ansicht nach – in der Chandogya Upanishad beschrieben. Diese Upanishade des Sama Veda befasst sich vor allem mit Atman, dem wahren Selbst des Menschen:

Dieses Selbst (atman), das im Inneren des Herzens wohnt, ist kleiner als ein Reiskorn oder ein Gerstenkorn oder ein Senfkorn oder ein Hirsekorn oder eines Hirsekorns Kern.

*Dieses Selbst, das im Inneren des Herzens wohnt, ist größer als die Erde, größer als der Luftraum, größer als der Himmel, größer als alle Welten.**

Aus dieser Upanishade stammt auch ein Mantra, mit dem Sie in dem Bereich des Anahata Chakra/Atman arbeiten können. Verwenden Sie gern dieses wunderbare Mantra in Ihrer Meditation:

Aham sattyam hridayam

Hier die gesamte Strophe aus der Chandogya Upanishad 13,1 ff.:

Dieses Selbst wohnt im Herzen,
Deshalb heißt das Herz: Hridayam,
Weil dieser (ayam) im Herzen (hrid) wohnt.
Wer dieses weiß, geht Tag für Tag in die himmlische Welt ein.

Dieser vollkommen Ruhige tritt aus dem Körper aus,
Geht in das höchste Licht ein und erscheint so
In seiner eigenen Gestalt.
Das ist der Atman.
Das ist das Unsterbliche, Furchtlose;
Das ist das Brahman, das den Namen Wahrheit (satyam) führt.

Sat-ti-yam, das sind drei Silben:
Sat ist das Unsterbliche, ti ist das Sterbliche, mit yam hält er beides fest.
Wer dieses weiß, geht Tag für Tag in die himmlische Welt ein.

* *Chandogya Upanishad* 14, 3

Mudras zu Öffnung, Aktivierung, Stärkung und Regeneration des Anahata Chakras

Es gibt eine Vielzahl von Mudras zur Entwicklung des Herzzentrums – wie es diesem wichtigen Zentrum eben auch zukommt. Je nachdem, welche Herzensqualitäten wir entwickeln oder stärken möchten, ob physisch oder mental, stehen uns eine Reihe von Mudras zur Verfügung. Die – meiner Ansicht nach – wichtigsten sind (die Beschreibungen der ersten vier Mudras finden Sie an anderer Stelle, wie in Klammern eingefügt):

1. **Mritsamjivani Mudra** (siehe Seite 137), die lebenspendende Mudra

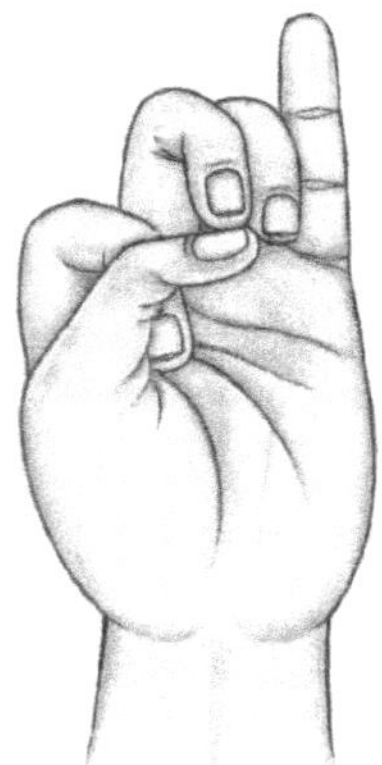

Mritsamjivani Mudra

2. **Hridaya Mudra** (siehe Seite 60), die Geste des mitfühlenden Herzens

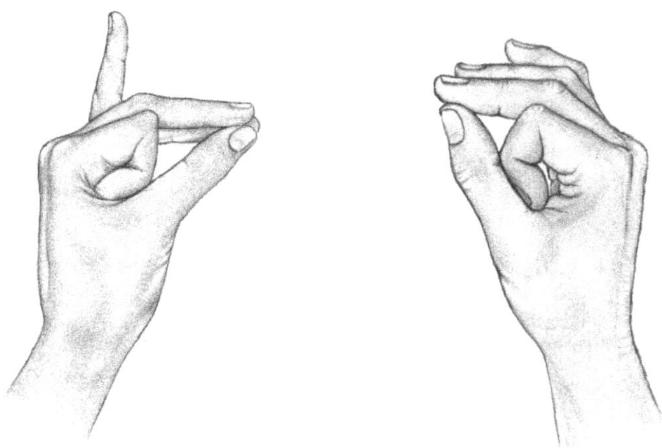

3. **Anjali Mudra** (siehe Seite 143), die Geste der Begrüßung und des Gebets

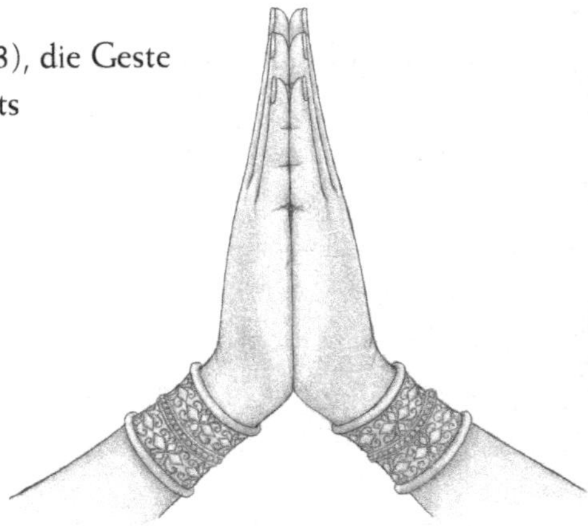

Anjali Mudra

4. **Jnana Mudra/Vayu Mudra** (siehe Seite 43 und 45), die Geste des Wissens und der Erkenntnis/die Geste des Windes

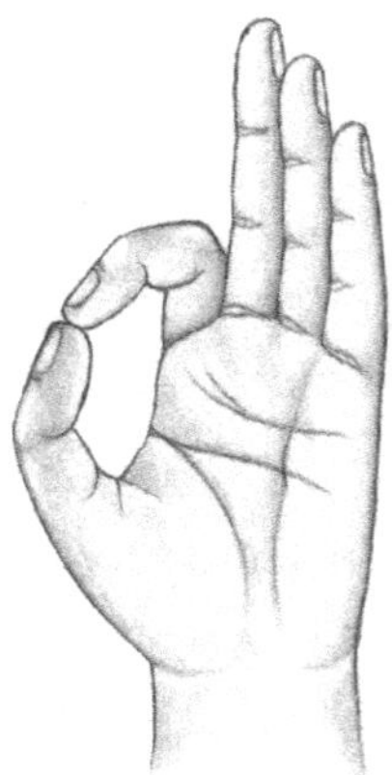

Jnana Mudra

5. **Padma Mudra**, die Geste des Lotus (siehe Seite102)
6. **Kapittha Mudra**, die Geste des Holzapfels

Da die Mudras 1 bis 4 wie bereits oben erwähnt in einem anderen Zusammenhang näher erläutert werden, möchte ich hier nur noch auf die beiden letztgenannten Mudras näher eingehen: Padma Mudra und Kapittha Mudra.

Padma Mudra: Die Geste des Lotus

Die Blüte der Lotusblume ***(padma)*** ist allgegenwärtig in Asien, vor allem natürlich in den vielen buddhistischen und hinduistischen Tempeln, symbolisiert sie doch Reinheit und Erleuchtung: So wie der Lotus im Sumpf der Tümpel und Seen wurzelt, sich durch das Wasser emporreckt, um schließlich unbefleckt in der Reinheit der Luft zu erblühen, sollte auch der Mensch danach streben, sich aus dem »Sumpf« des alltäglichen Lebens zu erheben und schließlich zur Reinheit, zur Erleuchtung zu erwachen.

Wirkung

Folgt man den ayurvedischen Grundprinzipien, den Doshas Vata (Wind), Pitta (Galle) und Kapha (Schleim, Phlegma), so ergibt sich durch das Aneinanderlegen der kleinen Finger (Jala) und Daumen (Agni) in der Padma Mudra das Pitta-Dosha, das makellose Gleichgewicht zwischen Feuer und Wasser. Diese zwei scheinbar gegensätzlichen Qualitäten bilden zusammen die Kraft, die die Umwandlungsprozesse im Körper steuert: Verdauung und Stoffwechsel. Pitta kontrolliert Herzschlag und Hormonhaushalt, Körpertemperatur, Hunger und Durst, Beschaffenheit der Haut, Leber- und Gallenfunktion, die Verdauung in Magen und Dünndarm und die visuelle Wahrnehmung. Darüber hinaus lenkt diese Mudra das sich sonst auflösende Prana zurück zum Herzen (siehe auch Seite 54). Auch die Handballen und Handwurzeln berühren sich bei dieser Mudra leicht; hier befinden sich jeweils zwei Vitalitätspunkte, sogenannte Marmapunkte in jeder Hand, Kurchashira an der Daumenwurzel (einer der empfindlichsten und lebenswichtigsten Punkte an Händen und Füßen) und Manibandha nahe des Handgelenks. Diese vier Marmapunkte regieren den Knochen- und Muskelaufbau, die Bewegungen der Hände (Gelenke), Vyana Vayu (siehe Seite 54), unterstützen die Verdauung und das Verdauungsfeuer (Agni), fördern die Sehschärfe und die Fortpflanzungsfunktion und beruhigen das Nervensystem. Diese Mudra fördert die Reinheit und die Schönheit der Seele, sie überwindet Angst und den Wunsch zur Anhaftung, sie entspannt, stabilisiert und beruhigt den Geist, befreit von Ängsten, Stress und Depressionen, Geschwüren und Fieber, sie reinigt den Körper und schafft eine liebevollere Haltung gegenüber anderen.

Wie sich die Blütenblätter des Lotus öffnen, so öffnet diese Mudra wahrhaft das Herz, löst Ängste und fördert das Selbstvertrauen. Diese Mudra fördert die emotionale Reinigung des Herzens; harmonisiert und energetisiert das Herzchakra und öffnet das Tor zur Inspiration. Trauer, Einsamkeitsgefühle und Resignation verschwinden.

Am besten übt man diese Mudra in einer knienden oder sitzenden Stellung (wie Vajrasana oder Padmasana, siehe Seite 81).

Meditation zu Öffnung, Aktivierung, Stärkung und Regeneration des Anahata Chakra mit Padma Mudra

- Legen Sie die Hände mit den Handflächen aneinander und die Daumen auf dem Brustbein vor das Herzzentrum wie bei Anjali Mudra, der Geste der Begrüßung und des Gebets (siehe Seite 143).
- Öffnen Sie nun langsam Ringfinger, Mittelfinger und Zeigefinger – die Daumen, die kleinen Finger und die Handballen bleiben in Berührung – wie eine sich öffnende Blütenknospe nach oben, die Daumen bleiben in Kontakt zum Brustbein. Atmen Sie einige Male langsam, ruhig und tief ein und aus und spüren Sie die tiefe Ruhe und den tiefen Frieden in Ihrem Herzchakra.
- Halten Sie diese Mudra, solange Sie mögen.

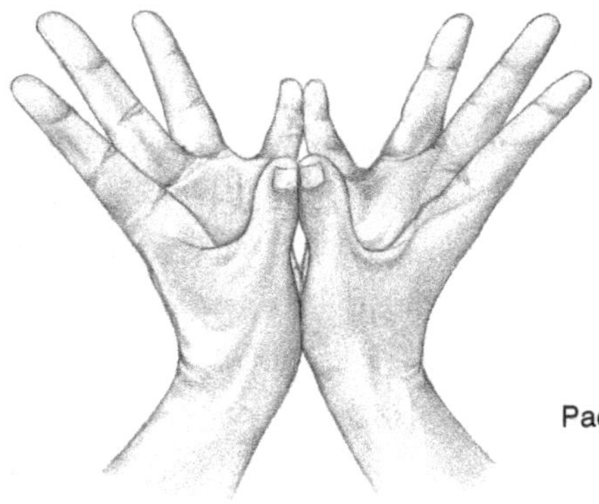

Padma Mudra

Kapittha Mudra, die Geste des Holzapfels

Eine weitere Mudra zu Öffnung, Aktivierung, Stärkung und Regeneration ist Kapittha Mudra, die Geste des Holzapfels. Diese Frucht wird in Indien auch als Medizin verwendet. Ihre adstringierende Wirkung wirkt gegen Durchfall und Ruhr. Auch gegen Schlangenbisse werden Blätter, Borke, Wurzeln und Fruchtmark des Holzapfels eingesetzt. Die zerriebene Borke wird - vor allem in Myanmar - als Kosmetikum verwendet. Die Mudra dieses Namens wird häufig im Zusammenhang mit Göttern oder im indischen Tanz dargestellt und symbolisiert die rituelle Gabe von Früchten oder Weihrauch, das weibliche Sexualorgan und die sexuelle Vereinigung.

Wirkung

Kaphitta Mudra wird zur Heilung sexueller Störungen, zur Erhöhung der Sensitivität, der Empfänglichkeit und zur Stärkung einer gesunden Libido verwendet. Sie öffnet die Verbindung zwischen Hüftbereich und Herz (körperlich wie spirituell) und erweitert das Gefühl von Hingabe und liebender Güte *(metta/maitri)*.

Auch diese Mudra gehört zu den einhändigen Mudras *(asamyukta)*, kann aber auch mit beiden Händen parallel ausgeführt werden.

Die folgende Meditation mit Kaphitta Mudra dient der Öffnung des Herzchakras.

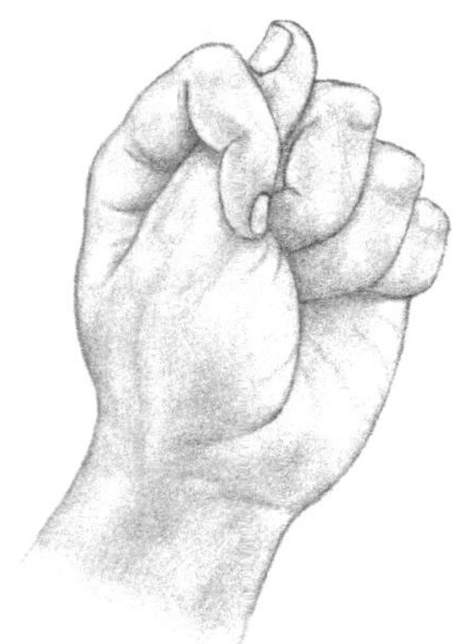

Kapittha Mudra,
die Geste des Holzapfels

Meditation zu Öffnung, Aktivierung, Stärkung und Regeneration des Anahata Chakra mit der Kapittha Mudra

- Setzen Sie sich in eine Ihnen angenehme Meditationshaltung (oder entspannt auf einen Stuhl).
- Bringen Sie für Kapittha Mudra die Daumen beider Hände jeweils zwischen Zeigefinger und Mittelfinger; die übrigen Finger werden sanft zu Fäusten geballt.
- Legen Sie die linke Hand in Höhe des Herzens vor die Brust, die rechte an das Schambein.
- Halten Sie diese Stellung 5 bis 45 Minuten.

Auch eine Reihe von Atemübungen (Pranayamas), insbesondere Bhramari (siehe Seite 162), die Hummel, sind in besonderer Weise geeignet, das Herzzentrum zu öffnen und zu aktivieren.

Die So-Ham-Meditation und eine Konzentration auf Hridaya-Marma, den Marmapunkt in Höhe des Herzens in der Mitte des Brustbeins, öffnen und aktivieren das Anahata-Chakra. Die aus dem Vedanta stammende So-Ham-Meditation ist für alle geeignet – insbesondere auch für Menschen, die in der Meditation noch nicht so erfahren sind. Dieses Mantra wird eigentlich von allen Lebewesen unbewusst geäußert: Beim Einatmen erklingt unwillkürlich ein sanftes *soh* oder *sah* (mit stimmlosem »s«), beim Ausatmen *ham*. Wir erinnern uns: Alle Lebewesen werden in Sanskrit, der Sprache des alten Indien, als Prani bezeichnet: mit Prana ausgestattet.

Dieses bei Atmen erklingende Soham bedeutet »ER *(sah)* bin ich *(ham)*«. Kehrt man die Reihenfolge um, also betrachtet zuerst die Aus- und dann die Einatmung, wird aus *saham* »*hamsa*«. *Hamsa* ist Sanskrit für »Schwan« und dieser ein Synonym für die Seele. So werden auch »große Asketen (und Asketinnen)« als *hamsa* bezeichnet.

Bei ständiger Wiederholung gehen die beiden Silben ineinander über, sodass eigentlich ein unaufhörliches saham-hamsa-saham-hamsa erklingt, also: Ich bin ER, ER ist ich, oder: Ich und ER sind eins. *Ayam atman brahman* lautet eines der vier großen Worte des Veda: Dieser atman (das individuelle Selbst) ist brahman (das absolute Selbst). Das individuelle Selbst und das absolute Selbst sind in Wahrheit ein und dasselbe.

In der folgenden Meditation können Sie eine der oben beschriebenen Mudras und das Bija Mantra YAM oder das Mantra SOHAM zur Öffnung und Stärkung des Herzchakras verwenden.

Meditation zur Öffnung, Aktivierung, Stärkung und Regeneration des Herzzentrums mit Mudra und Bija Mantra (oder SOHAM)

- Setzen Sie sich in eine Ihnen angenehme Meditationshaltung (oder aufrecht auf einen Stuhl).
- Wählen Sie eine Ihnen angenehme Mudra (zum Beispiel Padma Mudra oder Hridaya Mudra) und führen Sie die dazugehörende Position der Hände aus.
- Richten Sie Ihre Aufmerksamkeit einige Atemzüge lang auf das Anahata Chakra, bis Sie dieses Zentrum bewusst wahrnehmen
- Intonieren Sie nun – wie zuvor beschrieben – das dem Chakra zugehörige Bija Mantra YAM oder SOHAM oder meditieren Sie, wie in der Goraksha Shataka beschrieben, indem Sie Ihren Blick (auch den Blick der geschlossenen Augen) auf die Nasenspitze richten. Ihre gesammelte Achtsamkeit richtet sich auf das Herzzentrum, den Wohnsitz des Selbst.
- Atmen Sie ein und aus, in ungebrochener Reihe das einmal gewählte Mantra intonierend. Wechseln Sie das Mantra nicht innerhalb einer Meditation!
- Setzen Sie diese Meditation, solange Sie mögen, fort.
- Palmieren Sie die Augen, und kehren Sie langsam ins Hier und Jetzt zurück.

Vishuddha Chakra: Das Kehl(kopf)zentrum

Wenn der Yogin über das glänzend weiße Vishuddha Chakra
in der Mitte der Kehle meditiert,
die Quelle des Nektars der Unsterblichkeit,
den Blick dabei ständig auf die Nasenspitze gerichtet (Nasikagra Drishti),
wird er zum Absoluten, dem Schöpfer selbst.

Goraksha Shataka 83

Das Vishuddha Chakra (Halszentrum, Kehlkopfzentrum) ist das fünfte Hauptchakra. Sein Element ist Akasha, der Äther, der Raum; der ihm zugeordnete Sinn ist das Gehör. »Vishuddha« bedeutet »sehr rein«, dieses Chakra gilt deshalb als Zentrum besonderer Reinheit, als »Großer Reiniger«, weil von hier aus die Sonnenenergie *(ha)* und die Mondenergie *(tha)* miteinander in Verbindung gebracht und gesteuert werden. Sein Reit- oder Krafttier ist der weiße, wolkenfarbene Elefant. Der Lotus dieses Chakras ist ein silberner Halbmond in weißem Kreis mit 16 rauchgrauen Blütenblättern. Hier ist der Sitz Udana Vayus, des »nach oben strebenden Hauchs«.

Der Sitz des Vishuddha Chakra ist in der Mitte der Halswirbelsäule, in der Höhlung der Kehle, zwischen Halsgrube und Kehlkopf. Ihm entsprechen auf körperlicher Ebene Kehle, Kehlkopf, Schilddrüse und Vagusnerv. Es beeinflusst das Lymphsystem, Hals und Nacken, Luftröhre und Speiseröhre, den oberen Lungenbereich, die Bronchien, aber auch Schulter, Nacken, Kiefer, Atmung und Stimme. Seine Keimsilbe, sein Bija Mantra, ist HAM, seine Mudra ist *Vishuddha (Chakra) Mudra* (siehe rechte Seite).

Ungleichgewichte im Vishuddha Chakra können zu Schwierigkeiten mit der Schilddrüse, Hals-, Ohren- und Nasenproblemen, Grippe, Stimmungsschwankungen und Sprachstörungen führen. Die Schilddrüse ist eine wichtige Hormondrüse, sie speichert Jod und bildet die jodhaltigen Schilddrüsenhormone Thyroxin und Trijodthyronin (T3), die eine wichtige Rolle beim Energiestoffwechsel und für das Zellwachstum spielen. Die Schilddrüse ist Ausgangspunkt zahlreicher Störungen und Erkrankungen, unter anderem Störungen innerhalb des Hormonstoffwechsels.

Blockiert wird das Kehlzentrum nicht nur durch physiologische Ursachen, sondern auch durch unlauteres und negatives Reden. Die »rechte Rede« ist einer der Faktoren des Edlen Achtfachen Pfades des Buddha. Walpola Rahula, der bedeutende buddhistische Schriftsteller und Mönch, sagt zu dieser Edlen Wahrheit: »Wer nichts Nützliches zu sagen hat, der verharre in edlem Schweigen«.

Vishuddha Chakra Mudra

Wirkungen

Diese Handhaltung beseitigt oder lindert zumindest die oben ausgeführten Störungen. Sie baut Stress und Ängste ab und beruhigt das gesamte Nervensystem. Dadurch wird auch der Geist beruhigt, Klarheit und Fokussierung werden gestärkt, die Konzentrationsfähigkeit wird verbessert. Diese Mudra führt zu einer Entgiftung des Körpers und zu einem Ausgleich der Hormone, zu einer Harmonisierung der Funktionen der Schilddrüse.

Ausführung

- Verschränken Sie Ihre Finger ohne die Daumen nach innen, also in der Handfläche. Die Spitzen der Daumen berühren sich mit sanftem Druck und bilden gleichsam einen Kreis, das Innere der Kehle symbolisierend.

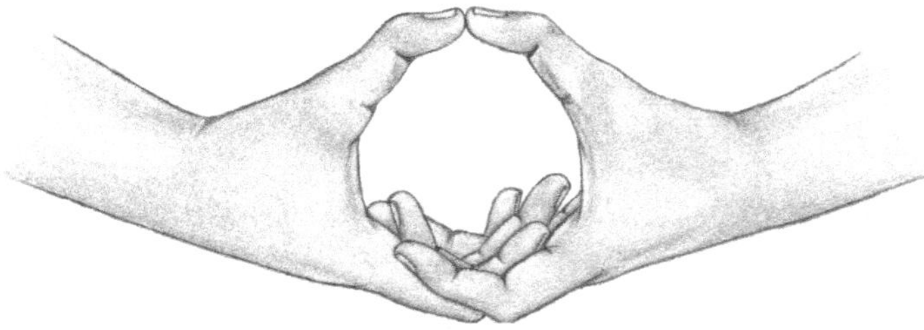

Vishuddha Chakra Mudra

Die Vishuddha Chakra Mudra eignet sich perfekt zur Öffnung und Aktivierung des Kehlzentrums. In der folgenden Meditation fügen Sie der Mudra das Bija Mantra HAM hinzu.

Meditation zur Öffnung, Aktivierung, Stärkung und Regeneration des Kehlzentrums mit Vishuddha Chakra Mudra

- Setzen Sie sich in eine Ihnen angenehme meditative Haltung.
- Legen Sie Ihre Hände in der Nähe des Nabels – oder vor dem Kehlkopf – entspannt in die Vishuddha Mudra (die Daumen zeigen nach oben).
- Richten Sie Ihre Aufmerksamkeit auf das Kehlkopfzentrum.
- Intonieren Sie das Bija Mantra HAM wie zuvor beschrieben oder meditieren Sie, wie in der Goraksha Shataka beschrieben, indem Sie Ihren Blick (auch den Blick der geschlossenen Augen) auf die Nasenspitze richten. Beobachten Sie einige Atemzüge lang das natürliche Kommen und Gehen Ihres Atems, ohne einzugreifen. Bleiben Sie stiller Beobachter, unbeteiligter Zeuge. Richten Sie Ihre gesammelte Achtsamkeit auf das Vishuddha Chakra in der Mitte Ihrer Kehle. Intonieren Sie nun das Bija Mantra HAM. Deutlich hörbar zunächst, dann flüsternd, schließlich im Geiste. Fühlen Sie, wie Ihr Körper mit jedem Atemzug gereinigt wird, jede Zelle, wie Ihr Körper, vom Rachenbereich ausgehend, klarer und klarer wird. Nehmen Sie ein Gefühl von Weite und Klarheit im Halsbereich wahr.
- Meditieren Sie in dieser Haltung solange Sie mögen.

Granthita Mudra: Das Siegel des Knotens

Eine weitere wirkungsvolle Mudra zur Öffnung, Aktivierung, Stärkung und Regeneration des Vishuddha Chakras, aber auch darüber hinaus, ist *Granthita Mudra*, das Siegel des Knotens.

Wirkung

Granthi bedeutet »Knoten, Blockade, Ballen, Tumor«; Granthita Mudra ist also das »Siegel des Knotens«, und wie verknotet (gefaltet) sind die Finger bei dieser Handhaltung. Der Name weist aber auch auf die Wirkungen dieser Mudra hin: sie löst Vishnu Granthi, den Knoten Vishnus, der sich im Kehlkopfzentrum befindet (siehe Seite 96). Drei dieser Knoten, dieser Energieblockaden, befinden sich in der Sushumna, diesem Hauptenergiekanal innerhalb des Energiekörpers. Der unterste Knoten ist Brahma Granthi. Er befindet sich leicht oberhalb des Muladhara Chakra. Dann folgt Vishnu Granthi, zwischen Anahata Chakra und Vishuddha Chakra gelegen, und schließlich Rudra oder Shiva Granthi, im und leicht oberhalb des Ajna Chakra. Es gilt diese Blockaden zu lösen, damit die Energien fließen, die Chakras sich öffnen können.

Und auch die andere Bedeutung des Begriffs Granthi kommt hier zur Geltung: Tumor. Diese Mudra wird nicht nur zur Aktivierung des Kehlkopfzentrums (und damit natürlich der Schilddrüse) benutzt, sondern gilt auch als probates Mittel gegen Krebs, daher auch sein häufig verwendeter, umgangssprachlicher Name: Cancer killer, der Krebs-Besieger.

Dadurch, dass sich die Daumen und die Zeigefinger mit sanftem Druck berühren, werden Luft- und Feuerelement gekräftigt. Wir kennen auch bei Jnana Mudra diese Wirkung, wie sich Feuer und Wind verstärken, wie der Wind das Feuer anfacht. Durch die zwei Kreise von Zeigefinger (Vayu/Wind) und Daumen (Agni/Feuer) wird die Wirkung geradezu verdoppelt. Das Verschränken der restlichen Finger verstärkt die anderen Elemente, Wasser (Jala), Erde (Prithvi) und Raum (Akasha). Diese Geste öffnet das Kehlkopfzentrum, löst den darin befindlichen Knoten Vishnu Granthi und bereitet den Geist auf die Meditation vor. Sie kräftigt die Stimme, öffnet den Stimmbandkanal, verbessert die Funktion der Schilddrüse und erhöht die Selbstheilungskräfte des Körpers, wie bereits erwähnt, insbesondere auch bei Krebs.

Ausführung

Am besten üben Sie diese Handhaltung in einer knienden oder sitzenden Position (oder auf dem Rücken liegend):

- Verschränken Sie die Finger so, dass der linke Zeigefinger vorn liegt. Drücken Sie leicht die Spitzen der Daumen und Zeigefinger der gleichen Hand (rechts auf rechts, links auf links), sodass zwei Ringe entstehen, und legen Sie die Hände in den Schoß, vor das Herz oder vor die Kehle.
- Entspannen Sie die Zunge (oder formen Sie mit der Zunge Khechari Mudra; siehe Seite 124), Kiefer und Schultern.

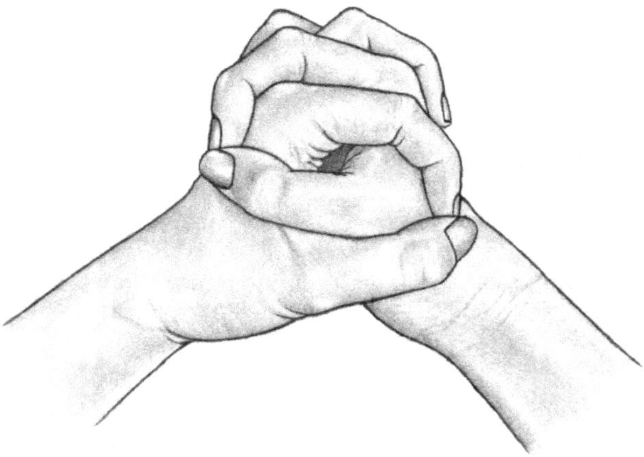

Granthita Mudra, das Siegel des Knotens

Ajna Chakra: Das Stirnzentrum

Mit auf die Nasenspitze gerichtetem Blick
über den meditierend, der das Weltall in Bewegung hält,
die Gottheit in der Mitte zwischen den Augenbrauen,
die an Farbe einer perlmuttglänzenden Perle gleicht,
wird man voller Segen und Glück und Wonne.

Goraksha Shataka 84

Der Sanskritbegriff *Ajna* bedeutet »Befehl«, und auch die westliche Wissenschaft ist sich natürlich längst der großen »befehlshaberischen« Bedeutung dieses Zentrums bewusst. Das Ajna Chakra ist nämlich mit der Hypophyse assoziiert, dem Befehlszentrum unseres Organismus. Ein Beispiel: Im Ajna Chakra (Hypophyse) wird der Befehl zur Produktion der Hormone erteilt, die in der Schilddrüse (Vishuddha Chakra, der »Große Reiniger«) produziert und ans Blut abgegeben werden. Und die Schilddrüse (im Vishuddha Chakra gelegen) ist tatsächlich an fast allen Körperprozessen beteiligt: Sie beeinflusst den Stoffwechsel ebenso wie Herz, Kreislauf, Magen, Darm, Nerven und Muskeln, aber auch Sexualität und seelisches Wohlbefinden.

Das Ajna Chakra, das Stirnzentrum, oder auch das Dritte Auge, ist das sechste Chakra auf unserer aufwärtsführenden Reise durch die Welt der Chakras, hier öffnet sich die Tür zu Intuition und Weisheit. Dieses Dritte Auge, auch Auge Shivas genannt, gilt als Organ der Hellsichtigkeit *(sva-netra)*. Das Aktivieren der Hakini-Shakti-Energie des Ajna Chakras wird deshalb auch mit Hellsichtigkeit und Intuition in Verbindung gebracht. Ein englisches Sprichwort in diesem Zusammenhang lautet: »Ich habe drei Augen, zwei zum Schauen, eins, um zu sehen (I have three eyes, two to look, one to see).«

Das Stirnchakra hat zwei große Aufgabenbereiche: Es ist einerseits Sitz unseres Bewusstseins, und es ist Zentrum und Schaltzentrale der Wahrnehmung. Einer meiner Lehrer meinte immer, das Wohnzimmer unseres Bewusstseins sei das Herzzentrum, sein Büro aber sei das »Auge der Klarsicht«, das Stirnchakra. Dieses Chakra steht für bewusstes Denken, Klarsicht, Wissen und Weisheit und Intuition. Auch für das Energiesystem unseres Körpers ist es als Steuerungsinstrument von großer Bedeutung. Blockiert wird dieses Zentrum nicht nur durch physische Ursachen, sondern vor allem auch durch Illusionen, Depressionen und eine übertrieben materielle und intellektuelle Sicht der Welt.

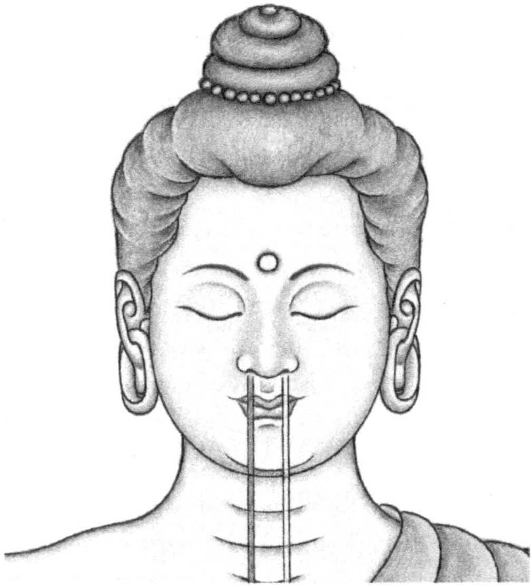

Sitz des Ajna Chakras

Das allsehende Auge der Weisheit

Um Ihnen die Bedeutung des Ajna Chakras zu verdeutlichen, die ungeheure Wertschätzung, die diesem Dritte Auge von so manchem indischen Heiligen entgegengebracht wird, zu veranschaulichen, erzähle ich Ihnen hier eine Geschichte, die ich so erlebte.

Wieder einmal war ich in »meinem« kleinen Yoga-Ashram am Oberlauf des Ganges angekommen, und alles ging seinen Gang: Die Tasche war verstaut, Ticket und Pass bei Freunden in Delhi verwahrt, der Lebensmittelhändler hatte wie immer die Toilettenpapierrolle in den Eingang seines kleinen, kaum mannsgroßen Ladens (in Länge, Breite und Höhe) gehängt, hatte Mineralwasserflaschen geordert, die alte Singer-Nähmaschine von 1948 ratterte und nähte orangefarbene *langhotas*, die typischen Lendenschurze, für mich, den *firanghi* (eigentlich »Franke« – heute: Westler). Ich war wirklich wieder angekommen. Nur einer fehlte: Mein langjähriger Lehrer und Freund, Prabhuji Surya

Prakash. Er hätte sich längst einer Augenoperation unterziehen müssen. Nur ein kleiner Eingriff, kaum der Rede wert, ein Glaukom. Doch er hatte sich standhaft geweigert: Er sähe genug mit seinem Dritten Auge, er brauche die anderen beiden nicht! Und nun war er vollständig erblindet. Doch er behauptete nach wie vor, genügend zu sehen, mit dem »Auge der Weisheit«.

So war er wieder einmal aufgebrochen zu einer seiner Wanderungen. Immer flussaufwärts, der Quelle entgegen, in Richtung Uttar Kashi, Gangotri. Im Flussbett konnte man sich ja wirklich nicht verlaufen. Ein paar Tage nur, kaum hundert Meilen! Doch nun war der Fluss über die Ufer getreten, angeschwollen von den Sturzbächen des Monsuns, stürzte mit tosender Gewalt zu Tal, alles mit sich reißend, was sich ihm in den Weg stellte. Seit Tagen schon wurde er vermisst, mein langhaariger, weißhaariger Freund, dessen Haarfarbe das einzige Zeugnis seines hohen Alters war im ansonsten jugendlichen Gesicht und mit ebenso jugendlicher Gestalt. Ihm galten seine Haare und der Bart als heilig – als seine Antennen zum Kosmos. Doch er kehrte nicht zurück, »Auge der Weisheit« hin oder her. Der Fluss musste ihn überrascht haben, mitgerissen in strudelnder Flut ...

Drei Tage später war er wieder da, mein Freund. Stand einfach eines Morgens am Brunnen des Dorfplatzes, um sich den Staub von den Füßen zu waschen. Er konnte die Aufregung nicht verstehen, die Sorgen, die das ganze Dorf sich gemacht hatte. Er hatte es doch immer wieder gesagt: Er könne genug sehen, mit seinem »Auge der Weisheit«! Wie könne er da verloren gehen?

Selbstverwirklichung und Spiritualität

Die Aktivierung des Ajna Chakras führt zu Selbstverwirklichung und spirituellem Verständnis. Weitere sehr treffende Bezeichnungen für dieses Zentrum sind Gyana Chakshu, »das Auge der Weisheit«, oder auch Triveni, der »Zusammenfluss dreier Ströme«, da sich hier die drei (Atem-)Ströme Ida, Pingala und Sushumna (siehe Seite 36) vereinen, und schließlich Guru Chakra, da wir in diesem Zentrum in tiefer Meditation Lenkung durch unser Höheres Selbst erfahren. Wenn dieses Zentrum erwacht, wird der Geist kraftvoll und ruht in sich selbst. Hier verwehrt Rudra Granthi, der dritte »Energieknoten« innerhalb der

Sushumna, der Kundalini-Energie den weiteren Aufstieg. Dieses Zentrum hat seinen Sitz in der Stirnmitte oberhalb der Nasenwurzel. Hier kreuzen sich wie bereits erwähnt die drei Hauptnadis Ida, Pingala und Sushumna, um dann weiterzuführen zum jeweiligen Nasenloch (Ida links, Pingala rechts), hier verläuft Maha Nadi, der »Große Strom«, die Sushumna. Ajnas energetischer Sitz ist das Schädelinnere, es entspricht auf körperlicher Ebene der Hypophyse (Hirnanhangsdrüse). Die Hypophyse steuert das gesamte Hormonsystem im menschlichen Organismus.

Der Lotus dieses Zentrums wird durch einen weißen Kreis mit zwei leuchtenden Blütenblättern dargestellt. Da dieses Chakra den reinen Geist symbolisiert, ist ihm kein Krafttier mehr zugeordnet. Seine Gottheit ist *Ardhanarishvara*. Wenn wir diesen Gottesnamen etwas aufschlüsseln, wird klarer, was es mit diesem »Gottesbegriff« auf sich hat: *ardha* bedeutet »halb«, *nari* bedeutet »Frau«, *ishvara* bedeutet »Herr« oder »Gott«. Ardhanarishvara ist also der androgyne Aspekt Gottes, die Verbindung des männlichen und des weiblichen Prinzips, Yin und Yang, Land und Meer, Tag und Nacht, in diesem zweiblättrigen Chakra. Auch Vishnu, der Erhalter in der hinduistischen Göttertrias (Trimurti: Vishnu, Brahma und Shiva), wird häufig in seiner androgynen Form als Lakshmi-Narayana dargestellt und verehrt. Dieses schon so durch und durch vollständige Zentrum benötigt eigentlich keine eigenständige weibliche Gottheit mehr, doch sei sie der Vollständigkeit halber genannt, ihre Mudra im weiteren Verlauf beschrieben: *Hakini*, die Schützerin der Gottesverwirklichung. Ihr ist eine sehr schöne und äußerst kraftvolle Mudra geweiht: Hakini Mudra.

Hakini Shakti ist sowohl der Name der Göttin des Ajna Chakras als auch der Name der Energie selbst. Die Göttin, die weibliche Seite Ardhanarishvaras, hat vier Arme und sechs Köpfe, ihre Haut ist von blassem Rosa. Sie trägt einen roten Sari, und um Hals und Arme trägt sie goldenen Schmuck. Sie sitzt auf einem – ebenfalls rosafarbenen – Lotus, dem Symbol der Reinheit. Ihre rechte Hand hält sie in Abhaya Mudra, der Geste der Furchtlosigkeit, vor der Brust. Alle Dualität ist beendet. Shiva und Shakti sind vereint, Atem und Geist vollständig unter der Kontrolle Ardhanarishvaras. Hier offenbart sich die letztendliche Wahrheit: das Bewusstsein der Nondualität.

Auf dem Weg zur Vollendung

Mithilfe von Yoga und Meditation gelingt es Ihnen, Ihre Lebensenergie (Prana) vom Muladhara Chakra (Wurzelzentrum) entlang der Wirbelsäule zum Ajna Chakra (Stirnzentrum) zu leiten. Fast vollendet ist der Weg, das Ziel fast schon erreicht!

Das Ajna Chakra beeinflusst Augen, Ohren, Nase und Hals, aber auch alle anderen Sinne, das zentrale Nervensystem, die Hirnanhangsdrüse (Hypophyse), den Biorhythmus, Schlaf und Ausdauer. Es steuert alle sinnliche und übersinnliche Wahrnehmung.

Ein gestörtes Ajna Chakra äußert sich unter anderem mit Kopfschmerzen, Migräne, Schwindelgefühlen, Augen- und Ohrenleiden, Schnupfen und Nasennebenhöhlenerkrankungen sowie Störungen des Nervensystems und des Gedächtnisses. Auch Verwirrung, Ängste, Konzentrationsschwäche, Albträume und Halluzinationen können Zeichen für ein (teilweise) blockiertes Ajna Chakra sein.

Sein »Element« ist Tattva, die »Dasheit, Soheit«, die Wahrheit, der Geist; seine Keimsilbe, sein Bija Mantra, ist OM/AUM ॐ.

Doch nun zu Hakini Mudra, diese sehr schöne und kraftvolle Mudra zur Öffnung, Aktivierung, Stärkung und Regeneration des Ajna Chakras.

Hakini Mudra: Hakinis Geste – die Problemlösungsgeste

Hakini ist die Hüterin des Tores zu höheren Bewusstseinsstufen, sie wacht über die Gottesverwirklichung. Die Hakini Mudra hilft, dieses Chakra – in der Mitte der Stirn, zwischen den Augenbrauen gelegen – zu aktivieren. Diese Handhaltung gilt als wissenschaftlich äußerst gut erforscht und wird deshalb wohl auch oft in Management-Kursen gelehrt. Oftmals sieht man – wiederum: wohl auch deshalb – Politiker und andere hochgestellte Persönlichkeiten, die sich ansonsten von »solchem Humbug« weit entfernt halten, mit dieser Mudra vor den Kameras stehen. Zwei seien hier stellvertretend für die vielen genannt. Zum einen – natürlich – Angela Merkel. Die ehemalige Bundeskanzlerin der Bundesrepublik

Deutschland mit der sprichwörtlichen »Merkel-Raute«, meist mit den Fingern nach vorn. Zum anderen der ehemalige Präsident der Vereinigten Staaten, Barack Obama, sodass diese Handhaltung in Amerika inoffiziell auch als »Obama-Mudra« bekannt ist, da dieser diese Handhaltung oft während seiner Reden (und auch sonst) einnahm.

Wirkung

Diese Mudra gilt als wahrer Power-Booster für den Geist, sie verbessert das Konzentrationsvermögen, energetisiert die rechte Gehirnhälfte, harmonisiert die Zusammenarbeit von rechter und linker Gehirnhälfte und fördert dadurch das Denkvermögen. Sie vertieft die Atmung und sorgt für eine bessere Sauerstoffversorgung des Gehirns, da sich in diesem Chakra die drei Ströme - Ida, Pingala und Sushumna - vereinigen. Sie beruhigt den ruhelosen Geist, verhilft zu klarerem Denken und verbessert das Gedächtnis. Sie verhilft zu mehr Selbstbewusstsein und eignet sich auch wunderbar zur Meditation. Auf körperlicher Ebene stimuliert und harmonisiert sie die einzelnen Elemente (Wasser, Erde, Äther/Raum, Wind und Feuer; siehe Seite 26), da sich hier alle fünf Fingerspitzen berühren.

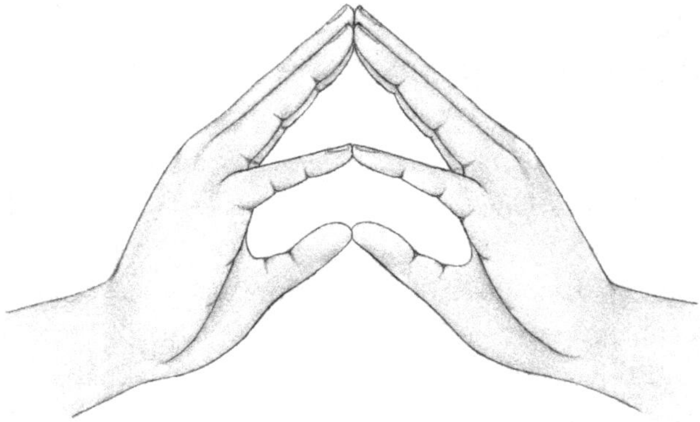

Hakini Mudra: Geste Hakinis - die Problemlösungsgeste

Das OM

OM ist wohl das bekannteste Mantra der Welt, inzwischen auch im »Westen« nahezu allgegenwärtig. Während es im »Osten« jedoch voller Ehrfurcht, Andacht, ja Hochachtung rezitiert wird, gilt es doch als erhabenstes Symbol, Meditationshilfe und mehr als das: als Zeichen des Göttlichen selbst, überwiegt im Westen eher die Verballhornung. Eigentlich besteht dieser Laut, dieser Sound, aus drei Klängen, wie dies auch in dem grafischen Zeichen ॐ dieser Silbe deutlich wird, die ineinander übergehen, miteinander verschmelzen: A-U-M, die drei Welten *(tri-loka)* des *sanatana dharma*, des ewigen Gesetzes, wie der Hinduismus von seinen Anhängern genannt wird, symbolisierend: Erde, Luftraum (Atmosphäre) und Himmel. Auch die Göttertrias des Hinduismus - Brahma, Vishnu und Shiva - ist in dieser Silbe enthalten. »Die Welt existiert in OM und löst sich in OM auf«, sagte einst der berühmte indische Heilige Swami Shivananda, und in der Dhyanabindu Upanishad, der »Geheimlehre *(upanishad)* über den Punkt *(bindu)* innerhalb des OM-Zeichens, auf den sich die Meditation *(dhyana)* bezieht«, des Atharva Veda heißt es: »OM ist der Bogen, die Seele der Pfeil, Brahman ist des Pfeiles Ziel.«

Mit der Wiederholung des Klanges OM wird Ihr gesamter Körper in Schwingung gebracht - eine einheitliche Schwingung! Wenn Sie das OM wieder und wieder wiederholen - deutlich hörbar zunächst, dann flüsternd, schließlich im Schweigen - aktivieren Sie Ihre Chakras, öffnet sich Ihr Geist.

Meditation zur Öffnung, Aktivierung, Stärkung und Regeneration des Ajna Chakras

- Setzen Sie sich in eine Ihnen angenehme meditative Haltung (Lotussitz, Diamantsitz, einfache Stellung) oder aufrecht auf einen Stuhl und entspannen Sie sich.
- Schließen Sie die Augen, und »starren« Sie – mit geschlossenen Augen – auf Ihr Stirnzentrum. Dieses »Starren« auf das Stirnzentrum wird *Shambhavi Mudra* genannt. Die »Geste des Wohlwollens« stimuliert die Hypophyse (Hirnanhangsdrüse) und stärkt Konzentration und Intuition.
- Richten Sie Ihre gesammelte Aufmerksamkeit während der gesamten Übung auf Ihren Atem. Atmen Sie möglichst ruhig und gleichmäßig und tief durch die Nase ein und aus.
- Formen Sie nun mit beiden Händen Hakini Mudra: Legen Sie hierzu die Fingerspitzen mit leichtem Druck vor der Brust zusammen – die Fingerspitzen zeigen nach oben (manche Menschen, vor allem Frauen, lassen die Fingerspitzen wie bei Yoni Mudra nach unten zeigen, was ebenso in Ordnung ist). Fühlen Sie, wie sich Atmung und Geist langsam beruhigen und entspannen.
- Intonieren Sie – wenn Sie mögen – das diesem Chakra zugehörige Mantra OM (siehe Kasten vorige Seite).
- Legen Sie – wenn Sie mögen – die Zunge hinten an den Gaumen (*Khechari Mudra,* siehe Seite 124), und verharren Sie in dieser Körper- und Geisteshaltung solange Sie mögen, mindestens jedoch zehn tiefe Atemzüge lang.
- Palmieren Sie Ihre Augen und kehren Sie sanft ins Hier und Jetzt zurück.

Matangi Mudra: Das Siegel Matangis, der Göttin innerer Harmonie

Eine weitere gebräuchliche Mudra zur Öffnung, Aktivierung, Stärkung und Regeneration dieses Chakras ist Matangi Mudra, die Geste der Hüterin der Weisheit, die Geste der Göttin innerer

Harmonie, die Geste des Wächters und Beschützers der Außenseiter – ein wahrer Tausendsassa unter den Mudras.

Wirkung

Diese Mudra schafft Ausgeglichenheit und Harmonie. Sie verstärkt den Atemimpuls und, als ob dies allein nicht schon genug wäre, unterstützt die Verdauungs- und Entgiftungsorgane, vor allem Magen, Gallenblase, Nieren, Milz, Zwölffingerdarm, Bauchspeicheldrüse und Leber. Sie löst Kieferschmerzen und -verspannungen. Die Matangi Mudra hilft auch, toxische Emotionen wie Ärger oder Eifersucht loszulassen. Sie entgiftet also Körper und Geist.

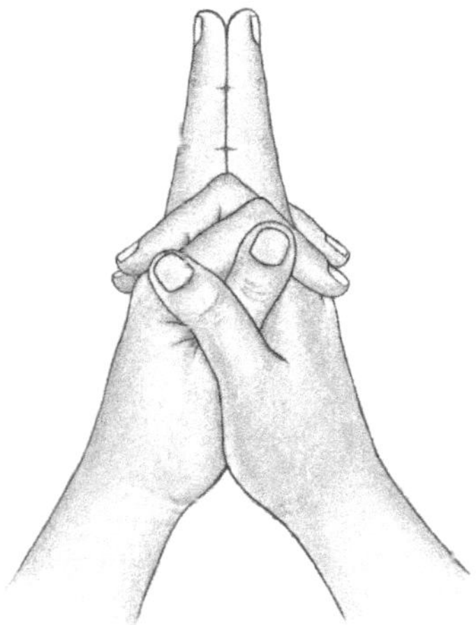

Matangi Mudra

Auch mit Matangi Mudra können Sie meditieren, um das Ajna Chakra zu öffnen, zu aktivieren, zu stärken und zu regenerieren.

Meditation mit Matangi Mudra

- Setzen Sie sich in eine Ihnen angenehme meditative Haltung.
- Verschränken Sie die Finger Ihrer beiden Hände.
- Strecken Sie die Mittelfinger nach oben, sodass sie sich berühren.
- Platzieren Sie die Hände vor der Brust (Sie können diese Mudra auch im Stehen – eventuell im Zusammenhang mit einer Yogaübung – praktizieren; häufig werden hierzu die verschränkten Hände weit über den Kopf gereckt).
- Intonieren Sie das diesem Chakra zugehörige Mantra OM, wie zuvor beschrieben (siehe Seite 117).
- Verharren Sie in dieser meditativen Haltung, solange Sie mögen (5 bis 45 Minuten).
- Regenerieren Sie die Augen mit dem Palmieren, und kehren Sie sanft ins Hier und Jetzt zurück.

Ajna Chakra Mudra I und II (Kaleshvara Mudra): Die Ajna-Chakra-Geste – die Geste Kaleshvaras

Weitere gebräuchliche Mudras zur Öffnung und Stärkung des Stirnzentrums sind Variationen der Matangi Mudra: *Ajna Chakra Mudra I* (eine Variation der Matangi Mudra) und *Ajna Chakra Mudra II*. Verwenden Sie Ajna Mudra I in Ihrer Meditation ebenso wie Matangi Mudra (siehe Seite 118).

Eine weitere Bezeichnung der Ajna Mudra I ist *Kaleshvara Mudra*, die Handhaltung Kaleshvaras, des Herrn der Zeit, ein Beiname Shivas.

Wirkung

Diese Handhaltung wirkt äußerst wohltuend auf das Gehirn, beruhigt den Geist und hilft zu Geistesklarheit. Sie stärkt das Herz und hilft beim Durchbrechen negativer Verhaltensmuster bis hin zu Suchtverhalten.

Bei dieser Mudra berühren sich Daumen und Mittelfinger der Hände, auch die zweiten Gelenke der übrigen Finger berühren sich.

- Legen Sie die Daumenspitzen aneinander und richten Sie sie dem Herzen zu.
- Führen Sie die Spitzen der Mittelfinger zusammen und strecken Sie sie nach vorne.
- Falten Sie Zeigefinger, Ringfinger und kleine Finger den Handflächen zu, sodass sie sich an den Mittelgelenken berühren.

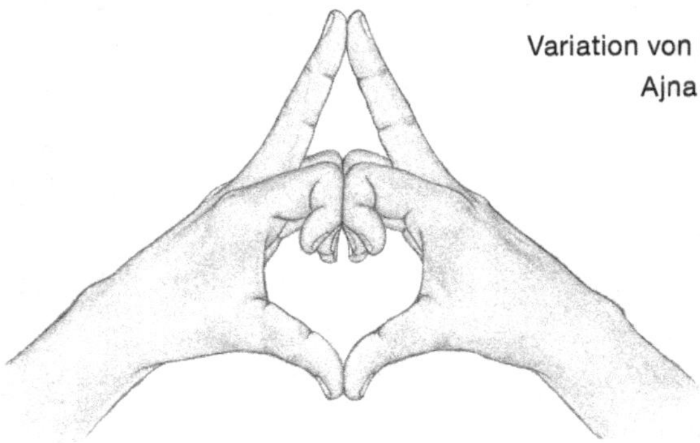

Variation von Matangi Mudra: Ajna Chakra Mudra I

Ajna Mudra II beschreibe ich Ihnen in der folgenden Übung. Zunächst jedoch ein deutlicher Warnhinweis:

Ajna Mudra II sollte nicht länger als zwei Minuten gehalten werden! Es handelt sich um eine äußerst kraftvolle Mudra, die – bei längerer Anwendung – ein Übermaß an Hitze im Kopf erzeugen und dann schädlich für Gehirn, Augen und Nervensystem sein kann.

Meditation mit Ajna Mudra II

- Setzen Sie sich in eine Ihnen angenehme meditative Haltung.
- Legen Sie Ihre linke Hand in den Schoß, drehen Sie die Hand und strecken Sie den Zeigefinger der linken Hand sanft nach oben, die übrigen Finger werden – ebenfalls sanft – zur Faust geballt, der Daumen liegt außen.
- Pressen Sie sanft mit den Fingern der rechten Hand den ausgestreckten Zeigefinger der linken, der rechte Daumen drückt leicht auf die äußere Ecke des Nagelbetts des linken Zeigefingers.
- Schließen Sie die Augen und entspannen Sie sich.
- Richten Sie den Blick Ihrer (geschlossenen) Augen auf das Stirnzentrum und heben Sie Ihre Hände auf Stirnhöhe, sodass sich der Nagel des Zeigefingers auf der Höhe des Ajna Chakra befindet. Halten Sie diese Position ca. zwei Minuten.
- Intonieren Sie in dieser Position das Bija Mantra OM, wie zuvor beschrieben (siehe Seite 117).
- Legen Sie die Hände zurück in den Schoß.
- Führen Sie diese Übung, wenn Sie mögen, weitere zwei Male aus.
- Palmieren Sie die Augen und kehren Sie sanft zurück.

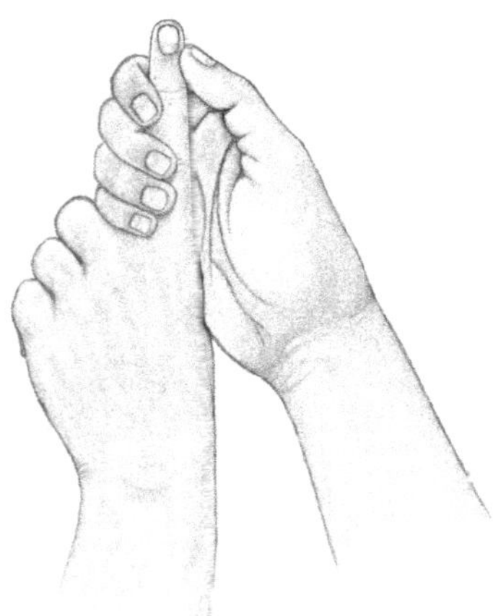

Ajna Chakra Mudra II

Sahasrara - das Scheitelzentrum/Kronenzentrum

Der Lotus, der seinen Sitz im Brahmarandhra hat, wird Sahasrara genannt, der Tausendblättrige.*
In diesem Zentrum weilt Chandra, der Mond.
Aus diesem dreieckigen Ort strömt ständig ein Elixier.
Unaufhörlich fließt diese Mondflüssigkeit der Unsterblichkeit durch Ida.
Dieses Elixier fließt in einem kontinuierlichen Strom.
Zum linken Nasenloch hin fließend, nennen es die Yogis Ganga.

Shiva Samhita 5, 103

Wir können sagen, dass das Ajna Chakra der Torweg zum Scheitelzentrum, Sahasrara Chakra, ist. Im Scheitelzentrum selbst kommen wir ans Ende unserer Reise durch die Welt der Chakras, zu vollkommener Erlösung, jenem Zustand, »den die Seele erreicht, wenn sie erkennt, dass sie vollkommenes, reines Bewusstsein ist«, wie es Martin Mittwede, Professor für Religionswissenschaft, ausdrückt. Diesem Zentrum ist keine Gottheit mehr zugeordnet, oder alle, kein Krafttier, kein Element, kein »Hauch« (Vayu): Es ist das *Shunya* Chakra, das Chakra absoluter Leere jenseits aller Dualität. Hier sind Shiva und Parvati vereint, Shivashakti. Hier ist das Symbol des Lotus vollendet: »Vom Nichtseienden zum Sein, aus der Dunkelheit zum Licht, vom Tod zur Unendlichkeit« – so die Worte der Brihadaranyaka Upanishad (1.3.28), einer der ältesten Upanishaden:

asato ma sat gamaya
tamaso ma jyotir gamaya
mrityor mamritam gamaya.
Übersetzung:
Vom Nichtseienden führe mich zum Sein,
Aus der Dunkelheit führe mich zum Licht,
Vom Tod führe mich zur Unsterblichkeit.

Ein sehr schönes, wunderbares Mantra …

* *Brahmarandhra*: Die Öffnung *Brahmas*, Scheitelpunkt des Kopfes, durch die das Selbst (*atman*) zu höheren Bewusstseinsstadien aufsteigen kann, sei es in tiefer Meditation oder zum Zeitpunkt des Todes.

Tausend Blütenblätter --Tausendschön

Sahashra bedeutet »tausend«, *ara* sind die Speichen, Sahasrara sind also »tausend Speichen« eines Rades oder auch die »tausend Strahlen«. Und tausend Blütenblätter kennzeichnen den Lotus dieses Chakras – höchste Vollkommenheit symbolisierend, höchste Vollendung. Dieses Zentrum oberhalb des Scheitels liegt außerhalb des physischen Körpers (und ist dennoch mit der Zeit sehr deutlich wahrnehmbar), im feinstofflichen Körper. Es ist das siebte Hauptchakra und bietet Zugang zu unserem höheren Selbst, unserem Bewusstsein, dem Göttlichen. Hier ist der Sitz von *brahmarandhra*, der Öffnung *(randhra)* Brahmas. Dies entspricht auf körperlicher Ebene der beim Neugeborenen noch geöffneten Fontanelle am Scheitelpunkt des Kopfes, die sich rund zwei Jahre nach der Geburt schließt. Durch diese »Öffnung« kann unser Bewusstsein aufsteigen zu höheren Ebenen, in der Meditation oder auch zum Zeitpunkt des Todes. Auch die Zirbeldrüse, die den Schlaf-Wach-Rhythmus durch die Ausschüttung des Hormons Melatonin reguliert, wird diesem Chakra zugeordnet. Blockaden im eigentlichen Sinn kennt dieses Zentrum nicht, es kann nur mehr oder weniger entwickelt sein – Wut und Verharren hemmen beispielsweise die Entfaltung des Scheitelzentrums.

Dieses Zentrum beheimatet nach indischer Lehre eine recht bedeutsame Kraft, die *medha shakti*, die Kraft der Einsichtsfähigkeit in die Vielfalt der materiellen und immateriellen Welt der Erscheinungen. Shakti bedeutet »Kraft, Macht, göttliche Energie«, häufig personifiziert als Shivas Gattin, Parvati, Medha ist die »Seele«, aber auch »Lymphe«, »Weisheit«, »personifizierte Intelligenz«. Ziel vieler Yogaübungen ist es, diese Kraft zu aktivieren und zu stärken. Wenn die mythische »Schlangenenergie« Kundalini von Chakra zu Chakra aufgestiegen ist, alle Granthis durchstoßen hat, wird es erreicht, das Ziel mit den »tausend Namen«. Nennen Sie es *samadhi*, wie Patanjali dieses achte Glied des Achtfachen Yogapfades nennt, nennen Sie es Erwachen *(bodhi)*, Erleuchtung. Es ist dieser über Wachen, Träumen und Tiefschlaf hinausgehende Bewusstseinszustand der letztendlichen Befreiung – *moksha* –, das Ziel allen Suchens. Hier erreicht man die höchste Glückseligkeit, die höchste Erkenntnis, hier überschreitet man – folgt man den alten Schriften – Geburt und Tod.

Dem Scheitelzentrum ist eigentlich keine Keimsilbe mehr zugeordnet, kein Bija Mantra. Sein Klang ist die Stille, das Schweigen. Sollten Sie jedoch gerne mit Mantras arbeiten, verwenden Sie – anstelle der Stille, des Schweigens – die Mantras AAAAAAH, AAAAANG oder das gute alte, allgegenwärtige OM ॐ (siehe Ajna Chakra, Seite 117).

Khechari Mudra: Der Zungenverschluss

Ob rein oder unrein, in welcher Verfassung auch immer man sein mag,
wer Erfolg in der Khechari Mudra erreicht, wird rein.
Daran besteht kein Zweifel.

Shiva Samhita 4, 33

Bei dieser Übung handelt es sich um ein sogenanntes *Bandha*. Die Hatha Yoga Pradipika und die Gheranda Samhita unterscheiden noch kaum zwischen Bandhas und Mudras, subsummieren beides unter dem Begriff »Mudras«. Hier bilden die Bandhas eine Untergruppe der Mudras. Bandhas erfordern die bewusste Kontraktion bestimmter Muskelpartien, um dadurch verschiedene Nerven und Organe zu kontrollieren und Energien zu lenken und/oder an bestimmten Punkten im Körper zu konzentrieren. Durch die Kontraktionen werden die inneren Organe sanft und doch äußerst nachhaltig massiert. Durch diese Verschlüsse gelingt es dem Yogi darüber hinaus, Prana und Apana, auf- und absteigenden Atem, zu vereinigen und im Körper zu lenken. Insbesondere drei dieser Bandhas begegnen uns bei unserer (täglichen) Praxis:

- *Mula Bandha*,
- *Uddiyana Bandha*,
- *Jalandhara Bandha*.

Diese »Verschlüsse« erfordern ein Anhalten des Atems *(Kumbhaka)* in eingeatmetem *(Antara Kumbhaka)* oder ausgeatmetem Zustand *(Bahya Kumbhaka)*. Zu Beginn sollte die Luft nur wenige Augenblicke angehalten werden; mit zunehmender Praxis können Sie den Zeitraum des Verweilens mit den einzelnen Verschlüssen langsam ausdehnen.

Die *Khechari Mudra* ist eine Hals-Mudra, der »Hals- oder Zungenverschluss«. Dieser Mudra kommt eine ganz besondere Bedeutung innerhalb des Systems der Mudras und Bandhas, der Siegel und Verschlüsse, zu. *Khechari* bedeutet wörtlich »sich im Luftraum bewegend«. Ihre archaische Ausführung – ein langsames, schrittweises Durchtrennen des Zungenbändchens, bis die Zunge tief in den Rachenraum geführt werden kann – würde ich allerdings nicht empfehlen! Die hier erläuterte Form des Gaumenverschlusses bietet einen wesentlich einfacheren und völlig ungefährlichen Weg, der doch alle positiven Auswirkungen dieser Übung beinhaltet.

Wirkung

Diese Übung beeinflusst in positiver Weise das Verhältnis zwischen physischem Körper und geistiger Aktivität. Sie stimuliert die druckempfindlichen Zonen der Gaumenhöhle und regt die hier liegenden Drüsen zur Sekretion an. Dies führt zu außerordentlich positiven Auswirkungen auf die Gesundheit des gesamten Körpers. Diese Mudra erweckt die schlafende Kundalini und hilft, die vitale Energie im Körper zu bewahren. Im taoistischen Yoga heißt es sogar, dass ohne Ausübung dieser Mudra die in der Meditation gewonnene Energie wieder verloren gehe.

Meditation für das Sahasrara Chakra mit Khechari Mudra

- Setzen Sie sich in eine Ihnen angenehme Meditationshaltung (Meistersitz, Diamantsitz, Lotus usw.) oder aufrecht auf einen Stuhl; schließen Sie die Augen und entspannen Sie sich.
- Richten Sie nun Ihre Achtsamkeit auf Zunge und Rachenraum, den Blick der geschlossenen Augen – wenn Sie möchten – auf die Mitte zwischen den Augenbrauen (Ajna Chakra Shambhavi Mudra, siehe Seite 118) gerichtet.
- Rollen Sie die Zunge anstrengungslos so weit wie möglich nach hinten, sodass ihre Unterseite den oberen, weichen Teil des Gaumens berührt.

- Verharren Sie in dieser Position bei normaler Atmung, solange Ihnen dies möglich ist.

Versuchen Sie mit fortschreitender Übungspraxis die Atmungsfrequenz zu verlangsamen.

Murti Mudra: Die Geste der Manifestation des Göttlichen

Eine der Hauptmudras zur Öffnung und Aktivierung und Kräftigung des Scheitelzentrums ist die *Murti Mudra*, die »Geste der Manifestation des Göttlichen«.

Wirkung

Besonders wirksam ist diese Mudra - wie auch alle anderen Mudras zur Öffnung des Scheitelzentrums - in Verbindung mit einer Mudra des Hatha Yoga, wie der Khechari Mudra, dem Zungenverschluss (siehe Seite 124). Der Sanskritbegriff *murti* bedeutet »Form, Gestalt, Abbild, Verkörperung«, oftmals die sichtbare Verkörperung einer Gottheit oder eine religiöse Statue. Diese Mudra wirkt als Gegenmittel für einen hektischen Geist, entspannt und verleiht Harmonie und Ausgeglichenheit, Stabilität und Wohlgefühl in allen Dimensionen unseres Seins. Eine Variation, eine kleine Veränderung der Handrichtung, stellt eine der vielen Mudras zur Aktivierung des Sahasrara Chakras dar, die Sahasrara Mudra (siehe Abbildung rechts unter Murti Mudra).

Ausführung

- Platzieren Sie hierzu die Hände vor den Magen oder in den Schoß und verschränken Sie die Finger ineinander. Die kleinen Finger liegen aneinander und zeigen sanft gestreckt nach vorn, die Daumen liegen auf dem Brustbein (oder vor dem Nabelzentrum). Klappen Sie nun die Hände sanft nach vorn, sodass die kleinen Finger nach vorne zeigen.

- Verharren Sie in dieser Position einige Atemzüge lang (fünf bis zehn tiefe, sanfte, unhörbare Atemzüge).

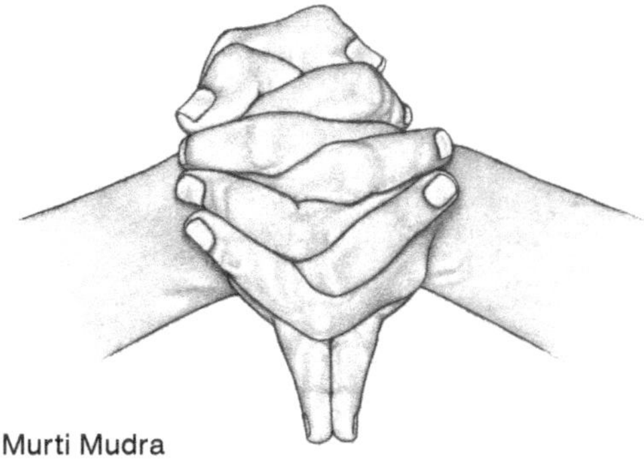

Murti Mudra

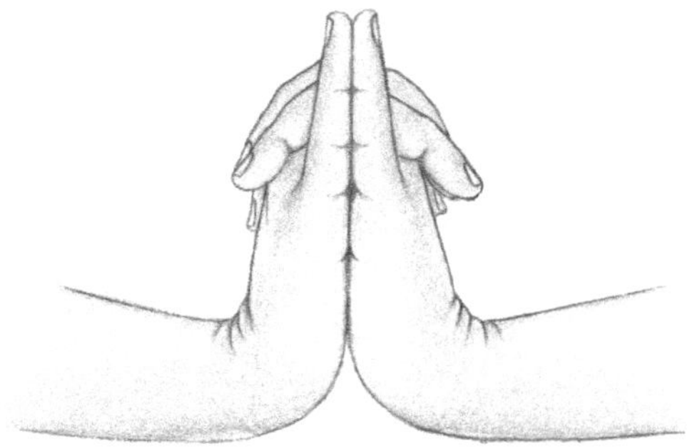

Sahasrara Chakra Mudra

Meditation zur Aktivierung des Sahasrara Chakra mit der Murti Mudra

- Setzen Sie sich in eine Ihnen angenehme meditative Haltung oder aufrecht auf einen Stuhl.
- Schließen Sie die Augen und entspannen Sie sich.
- Platzieren Sie die Hände vor den Magen oder in den Schoß und verschränken Sie die Finger ineinander, die kleinen Finger liegen aneinander und zeigen sanft gestreckt nach oben, die Daumen liegen auf dem Brustbein oder vor dem Nabelzentrum (Sahasrara Mudra).

- Atmen Sie einige Male tief, aber behutsam (unhörbar) ein und aus und klappen Sie die Hände sanft nach vorn, sodass die kleinen Finger nach vorne zeigen (Murti Mudra).
- Praktizieren Sie – wenn Sie mögen – Khechari Mudra, den Zungenverschluss (siehe Seite 124).
- Richten Sie Ihre Achtsamkeit auf das Scheitelzentrum – beachten Sie: Das Sahasrara Chakra befindet sich nicht im Schädel, sondern oberhalb, im feinstofflichen Körper.
- Lassen Sie die Stille sich vollständig entfalten.
- Lassen Sie los, völlig los, und entspannen Sie sich.
- Spüren Sie die völlige Heilung und Befreiung.
- Verharren Sie in dieser Körper- und Geisteshaltung, solange Sie mögen (10 bis 25 Minuten).
- Reiben Sie zum Abschluss der Meditation die Handflächen schnell aneinander, bis sie warm oder heiß werden, und legen Sie die Handflächen auf die Augen (Palmieren). Wenn die Augen die Wärme weitgehend absorbiert haben, lösen Sie die Hände langsam von den Augen. Wenn Sie in einer Meditationshaltung meditiert haben, beugen Sie Ihren Oberkörper nach vorne, bis die Stirn den Boden berührt, und öffnen Sie sanft die Augen.

Weitere Mudras, die sich zur Öffnung und Stärkung des Scheitelzentrums eignen, sind insbesondere:

- Lingam Mudra: Die Siegel Shivas (siehe Seite 139),
- Adi Mudra: Die Geste Adinaths, des Herrn des Anfangs (siehe Seite 140),
- Hakini Mudra: Die Geste der Göttin Hakini (siehe Seite 115),
- Padma Mudra: Die Lotus-Geste (siehe Seite 102).

Ein Exkurs: Bindu oder Soma Chakra: Das Mondzentrum

Das *Bindu* oder *Soma Chakra* (Mondzentrum, siehe Abbildung Anatomie der Chakras auf Seite 71) wird meist in der Reihe der Hauptchakras - vor allem in Verbindung mit Mudras - nicht erwähnt, soll aber hier der Vollständigkeit halber dargestellt werden.

Bindu bedeutet »Tropfen, Punkt, Perle«, aber auch »Samen«. Dieser Tropfen ist, folgt man den Lehren des Yoga, die Grundlage, das Substrat des gesamten Kosmos. Hier liegt die Grundlage menschlicher Intelligenz, die Grundlage der Schöpfung. Shiva und Shakti sind im Scheitelzentrum (Sahasrara Chakra) vereint. Der Bindu ist die Frucht dieser Vereinigung. Das Bindu Chakra befindet sich am Haarwirbel des Hinterkopfes, da, wo die Brahmanen ihren Haarzopf tragen. Sein Symbol ist der Mond, seine Gottheit Shiva (der auch die Mondsichel im Haar trägt). Es ist farblos, transparent. Sein Mantra ist *shivo'ham:* »Ich bin Shiva«. Dieses Chakra ist ein wichtiges Zentrum für unsere körperliche und geistige Gesundheit. Es fördert die Sehkraft, verleiht körperliche und geistige Gesundheit, Klarheit und innere Harmonie, Vitalität und Jugendlichkeit: In diesem Chakra wird Amrita erzeugt, der »Nektar der Unsterblichkeit« (und jeder ist in der Lage, diesen Trank, dieses Elixier zu kosten).

Mit seiner Hilfe können wir Hunger und Durst überwinden und ungesunde Essgewohnheiten kontrollieren. Mit der Konzentration auf das Bindu Chakra beseitigen oder mindern wir Depressionen, Angst, Nervosität und Beklemmungen. Wenn wir dieses Elixier nicht schützen oder nutzen, fließt es ins Manipura Chakra (Sonnengeflecht) und wird von dessen Verdauungsfeuer verbrannt, ohne vom Körper genutzt zu werden. Mit der Zunge können wir diesen Nektarfluss auffangen und dem Vishuddha Chakra und damit dem gesamten Körper über das System der Nadis zuführen. Am besten gelingt dies mithilfe von Khechari Mudra (siehe Seite 124).

Die folgenden Abbildungen und Tabellen fassen noch einmal übersichtlich die wichtigsten Punkte über Chakras, Mudras und Bija Mantras (Keimsilben) zusammen. Im Folgenden sehen Sie zum Beispiel in einer Übersicht, wo die Chakras im Körper platziert sind, wie sie mit dem endokrinen System verbunden sind, welche Mudras und Bijas zu den jeweiligen Chakras gehören sowie welche Krafttiere, Gottheiten und Vayus ihnen zugeordnet sind. Sie können diese Tabellen für Ihre Übungen und Meditationen zum Nachschlagen und als Übersicht für die komplexen Themen nutzen, die wir im Kapitel über die Chakras ab Seite 67 angesprochen haben.

Nadis und Chakras

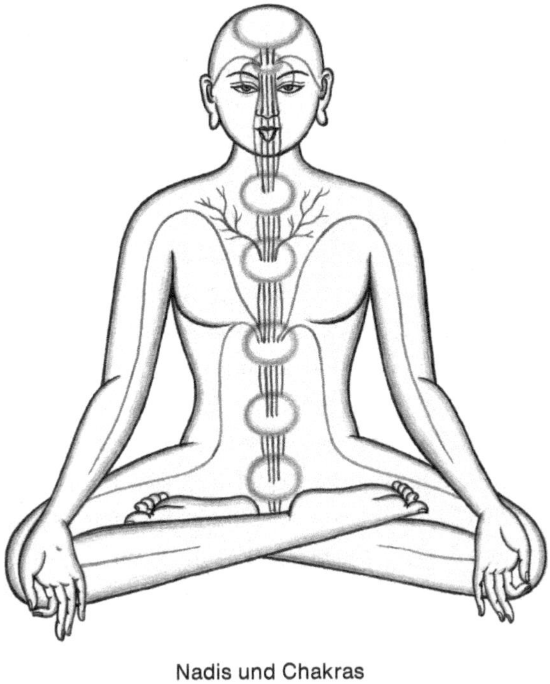

Nadis und Chakras

Chakra, Mudra und Mantra

Chakra	*Mudra/Hasta*	*Mantra*
Sahasrara Chakra Scheitelzentrum	*Sahasrara Chakra Mudra/ Murti Mudra* 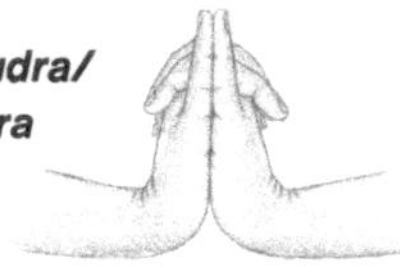	*Om (Aum)* *Ah* *Ang*
Ajna Chakra Stirnzentrum	*Matangi Mudra* 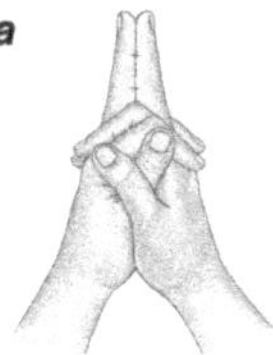	*Om (Aum)* *Ksham*
Vishuddha Chakra Kehlkopfzentrum	*Vishuddha (Chakra) Mudra* 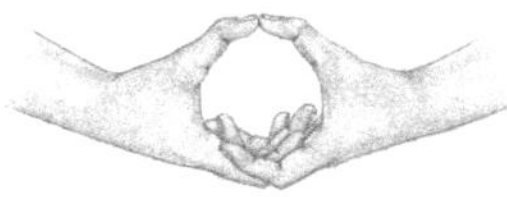	*Ham*
Anahata Chakra Herzzentrum	*Padma Mudra* 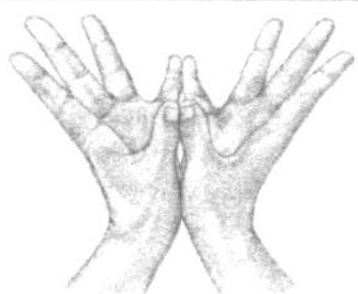	*Yam*
Manipura Chakra Nabelzentrum	*Manipura Chakra Mudra* 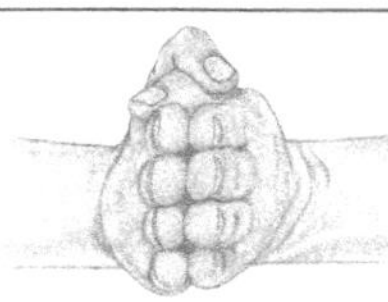	*Ram*
Svadhisthana Chakra Sakralzentrum	*Dhyana Mudra* 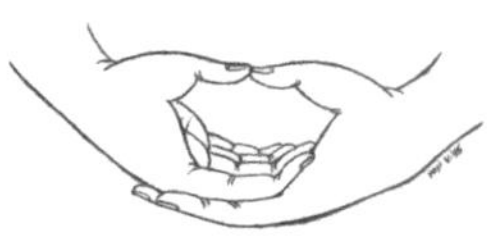	*Vam*
Muladhara Chakra Wurzelzentrum	*Jnana Mudra* 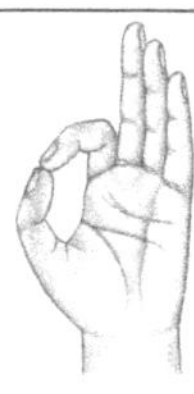	*Lam*

Chakras und das endokrine System

Chakra	**Steuert endokrine Drüse(n)**
Sahasrara Kronenzentrum	Zirbeldrüse, Gehirn
Ajna Chakra Stirnzentrum	Hypophyse (Hirnanhangsdrüse)
Vishuddha Chakra Kehlkopfzentrum	Schilddrüse
Anahata Chakra Herzzentrum	Thymusdrüse
Manipura Chakra Nabelzentrum	Nebennieren, Bauchspeicheldrüse
Svadhisthana Chakra Sakralzentrum	Geschlechtsdrüsen (Hoden, Eierstöcke)
Muladhara Chakra Wurzelzentrum	Nebennieren

Chakras, Götter, Krafttiere und Vayus

Chakra	Gott	Göttin (Shakti)	Krafttier	Lotus	Vayu
Sahasrara	--- (Paramashiva)	--- (Paramashiva)	---	Kreis mit tausendfachem Blütenblätterschirm	---
Ajna	Paramashiva (Shambhu)	Hakini	---	weißer Kreis mit zwei Blütenblättern	---
Vishuddha	Sadashiva	Shakini	wolkenfarbener Elefant	silberner Halbmond in weißem Kreis, 16 rauchgraue Blütenblätter	Udana
Anahata	Shiva (Rudra), der Zerstörer	Kakini	Antilope, Reh	grünes Hexagramm in weißem Kreis, 12 zinnoberrote Blütenblätter	Prana
Manipura	Shiva (Rudra), der Zerstörer	Lakini	Widder	auf der Spitze stehendes rotes Dreieck in einem Kreis, 10 hellblaue Blütenblätter	Samana
Svadhisthana	Vishnu, der Erhalter	Rakini	Krokodil	weißer Kreis mit 6 oxidroten Blütenblättern	Vyana
Muladhara	Brahma, der Schöpfer	Dakini	Elefant	gelbes Viereck mit 4 zinnoberroten Blütenblättern	Apana

Mudras und die Welt von Körper, Geist und Seele

Die Heilwirkung der Mudras

Eine Freundin, die so gar nichts von Yoga hielt, hatte heftige Ohrenschmerzen. Unerträglich. Also ging sie zunächst zum Hausarzt. Nach ausführlicher Untersuchung ihres schmerzenden Ohres lautete das lapidare Fazit des Arztes: »Da kann ich nichts tun! Starke Schmerztabletten wären möglich – aber in Ihrem Fall?« Sie hatte sich kurz zuvor einer Krebstherapie unterziehen müssen. Also ging sie zur nächsten Station, einem recht renommierten HNO-Arzt. Das Ergebnis: die gleiche Antwort ... Als ich sah, wie sie sich zu Hause auf der Couch krümmte, sagte ich: »Versuch es doch mit einer Mudra. Schaden kann sie dir auf keinen Fall, die Ärzte können dir offensichtlich nicht helfen!« Nicht gerade hoffnungsvoll und noch weniger begeistert führte sie die Übung (Shunya Mudra/Akasha Shaamak Mudra) durch ... Und die Übung wirkte – nach einigen Minuten! Die Ohrenschmerzen kehrten – bis zum heutigen Zeitpunkt, und die »Sache« liegt nun schon einige Zeit zurück – nicht zurück.

Doch nicht nur in diesem nahen Fall, auch in zahlreichen anderen Fällen erfuhr ich von der wirkungsvollen Anwendung von Mudras zur Therapie unterschiedlichster Probleme und Störungen. Das Gemeinsame war: Irgendetwas stimmte nicht mehr, war aus den Fugen geraten. Ich habe deshalb in dem folgenden Kapitel einige Mudras für verschiedene Anwendungsbereiche und Störungen zusammengestellt: Eine kleine Hausapotheke, derer Sie sich bedienen können, wenn etwas aus dem Gleichgewicht geraten scheint ...

Mritsamjivani Mudra: Die lebenspendende/lebensrettende Geste

Mritsamjivani bedeutet »den Tod besiegen« (von *mrta*: Tod, *jivan*: beleben); dieser Name deutet auf die lebenspendende oder lebensrettende Wirkung der Mudra hin. Sie gilt als erste Hilfe bei Herzattacken.

Wirkung

Diese Handhaltung stärkt Herzbeutel und Herz, reguliert den Blutdruck, verbessert die Durchblutung und die Gesundheit der Arterien und Venen. Sie weckt Selbstfürsorge und Selbstreflexion und dient als Erinnerung daran, langsamer zu werden und Körper, Geist und Seele zu nähren und zu pflegen.

Ausführung

Diese Mudra kann in allen Körperstellungen verwendet werden, ob sitzend, stehend, im Liegen oder im Gehen. Mritsamjivani Mudra sollte stets nur mit einer Hand (vorzugsweise der rechten) ausgeführt werden.

- Diese Mudra stellt eine Verbindung von Apana Mudra und Vayu Mudra (siehe Seite 59 und 45) dar. Die Spitze des gebeugten Zeigefingers liegt am Daumenballen (Vayu/Vayu Shaamak Mudra), die Fingerspitzen von Mittelfinger und Ringfinger liegen mit sanftem Druck auf der Daumenspitze (Apana Mudra), der kleine Finger bleibt gestreckt.

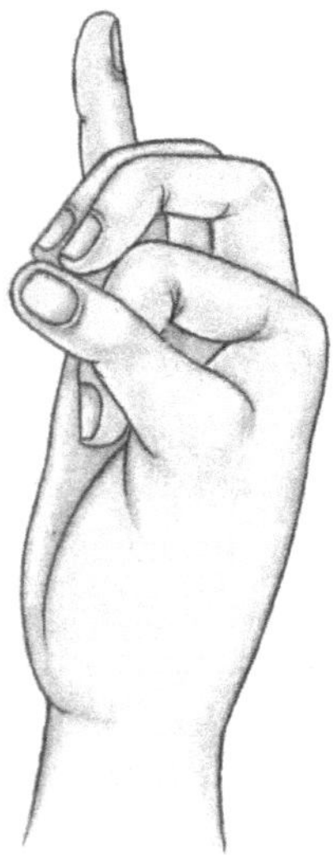

Mritsamjivani Mudra

Hridaya Mudra: Die Geste des mitfühlenden Herzens oder das furchtlose Herz

Eine kleine, aber bedeutsame Änderung zur Mritsamjivani Mudra in der Stellung des Zeigefingers zeigt die Geste des mitfühlenden Herzens *Hridaya Mudra* (von ***hrid***: Herz; *daya*: Mitgefühl), das furchtlose oder das mitfühlende Herz. Hier wird der Zeigefinger nicht zum Daumenballen, sondern zur eigenen Wurzel hin gebeugt, sozusagen »gerollt« (Sie spüren hier recht sanft Ihren Puls). Die Haltungen der restlichen Finger sind identisch mit denen der Mritsamjivani Mudra.

Wirkung

Auch die Wirkungen dieser Handhaltung entsprechen im Wesentlichen denen der Mritsamjivani Mudra. Sie verjüngt Herz und Herzbeutel, löst angestauten Stress und reguliert Blutdruck und Herzfrequenz. Angstzustände werden reduziert und das Anahata Chakra geöffnet und aktiviert. Diese Mudra lässt vermehrt Prana zum Herzchakra fließen (siehe Seite 54), sie öffnet den Brustbereich, kräftigt den Herzmeridian und entwickelt darüber hinaus auch die emotionalen Qualitäten des Herzens: Mitgefühl, Empathie, Herzenswärme, Güte, Zuneigung und bedingungslose Liebe. Hridaya Mudra lindert Asthma, chronische Bronchitis und hilft bei einer Vielzahl von Lungen- und Brusterkrankungen. Feuerelement (Daumen), Erdelement (Ringfinger) und Ätherelement (Mittelfinger) werden verstärkt, das Windelement (gebeugter Zeigefinger) wird abgeschwächt.

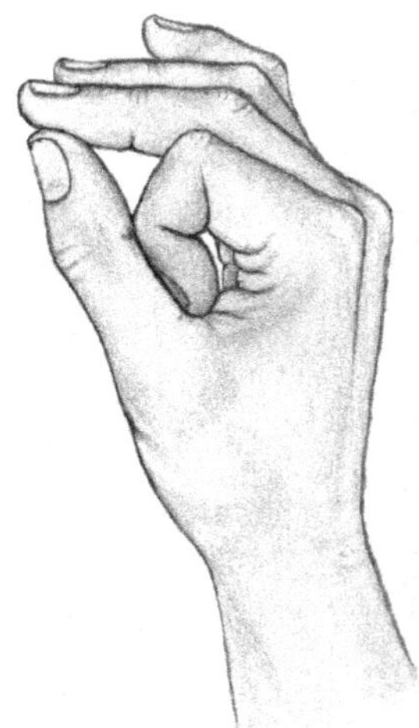

Hridaya Mudra

Lingam Mudra I und II: Die Siegel Shivas

Diese Mudra gehört zu den Feuer-Mudras: Sie verstärkt die Körperhitze und sollte daher nicht zu lange praktiziert werden. Sie zählt zu den Shiva-Mudras, da der Lingam als Phallussymbol ein Symbol Shivas für die männliche Schöpfungskraft ist.

Wirkung

Sie ist äußerst hilfreich bei Erkältungskrankheiten, Asthma, Nebenhöhlenentzündungen oder niedrigem Blutdruck. Sie verringert Übergewicht, stärkt das Immunsystem und beseitigt chronische Krankheiten, die durch ein Zuviel an Schleim ausgelöst werden. Hier sollte dann allerdings viel Wasser getrunken werden. Lingam Mudra entgiftet und stärkt den Körper und belebt den Übenden. Da diese Mudra sowohl Männliches als auch Weibliches repräsentiert, bringt sie diese beiden Komponenten zum Ausgleich.

Am bestens praktiziert man diese Übung morgens mit nüchternem Magen 15 bis 20 Minuten. Bluthochdruckpatienten sollten diese Mudra nur sehr kurz oder gar nicht ausführen.

Ausführung

Lingam Mudra I

- Verschränken Sie die Finger beider Hände, der Daumen der rechten Hand zeigt nach oben (manche Lehrer empfehlen den Daumen der linken Hand, da die rechte Körperhälfte als die männliche Seite gilt). Er wird von Daumen und Zeigefinger der linken (beziehungsweise rechten) Hand umschlossen.

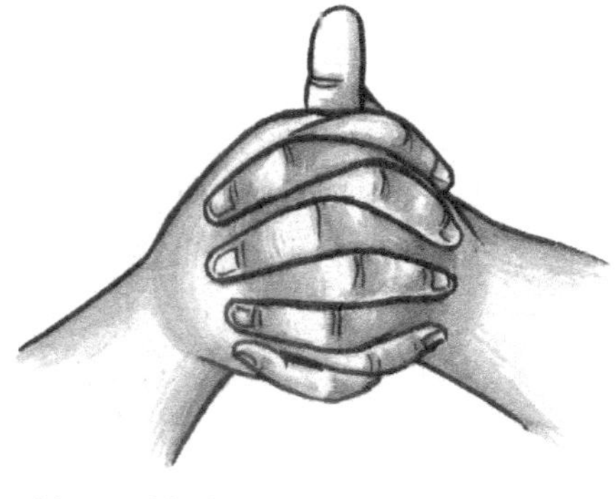

Lingam Mudra I

Lingam Mudra II

Ausführung

Eine andere Form der Lingam Mudra (Shiva Lingam Mudra II) besteht darin, die rechte Faust mit aufgerichtetem Daumen in die leicht gewölbte Handfläche der linken zu setzen. So symbolisiert die Rechte das männliche Prinzip, den Lingam, den Phallus, die Linke das Weibliche, die Yoni (das weibliche Geschlechtsorgan).

Beide Varianten eignen sich vor allem für eine Ausführung in einer Ihnen angenehmen Meditationshaltung oder aufrecht auf einem Stuhl sitzend.

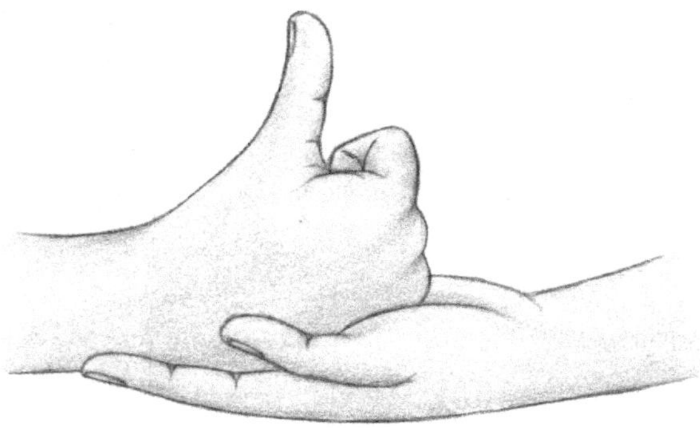

Lingam Mudra II

Adi Mudra/Tse Mudra: Das Siegel des Glücks, das Siegel der drei Geheimnisse, das Siegel Adinaths

Ad(h)inath ist der »Herr des Anfangs«, ein Beiname Shivas. Damit gehört diese Mudra zu den großen Shiva-Mudras, dabei geht sie eigentlich auf die früher geheimen Übungen taoistischer Mönche zurück und zeigt die überregionale Spannbreite der Mudra-Lehre. *Tse* (chinesisch) bedeutet »Schimmer, Glanz, Vorteil«. Und diese Mudra gilt unter anderem als Mudra der Zufriedenheit und des Glücks, sie ist ein probates Mittel gegen Trauer, Angst, Stress, Wut und Aggressionen. Im tibetischen Shadanga

Yoga (Shadanga Yoga: sechsgliedriger Yoga) wird dies Handhaltung als die »Vajra-Faust«, die Diamant-Faust, bezeichnet. Der Sanskritbegriff *adi* bedeutet auch: grundlegend, ursprünglich, früheste, erste. Und so gilt diese Mudra als die erste Mudra, die ein Kind unwillkürlich ausführt.

Wirkung

Diese Mudra beruhigt das Nervensystem, regt die Atmung an, vor allem Udana Vayu, den »aufsteigenden Wind«, im oberen Teil der Brust, der Kehle (Vishuddha Chakra) und des Kopfes (siehe Seite 54). Sie erweitert die Lungenkapazität, dadurch erhöht sich der Sauerstofffluss im gesamten Körper, vor allem aber in Kehle und Kopf. Adi Mudra beruhigt das Nervensystem und erhöht die mentale Aktivität. Da diese Mudra darüber hinaus das Element Wasser im Körper harmonisiert und regeneriert, ist sie sehr heilsam für Nieren und Blase. Sie beseitigt oder lindert Schnarchen und regt den Geist an. Diese Übung aktiviert das Kronenzentrum (Sahasrara Chakra) und führt zu höheren Bewusstseinsebenen und dem Bewusstsein der Einheit mit der Welt.

Ausführung

Setzen Sie sich in eine Ihnen angenehme meditative Haltung oder aufrecht auf einen Stuhl, schließen Sie die Augen und entspannen Sie sich.

- Legen Sie Ihre Hände auf die Oberschenkel, die Handflächen nach oben.
- Beugen Sie den Daumen zur Wurzel des kleinen Fingers hin, umschließen Sie ihn mit den restlichen Fingern dieser Hand mit sanftem Druck und atmen Sie langsam (unhörbar) durch die Nase ein. Halten Sie die Luft sacht an und intonieren Sie – wenn Sie mögen – im Geiste drei- bis siebenmal (hängt von Ihrer Atemfrequenz ab) die Silbe OM und lauschen Sie diesem Ton in Ihrem rechten Ohr.

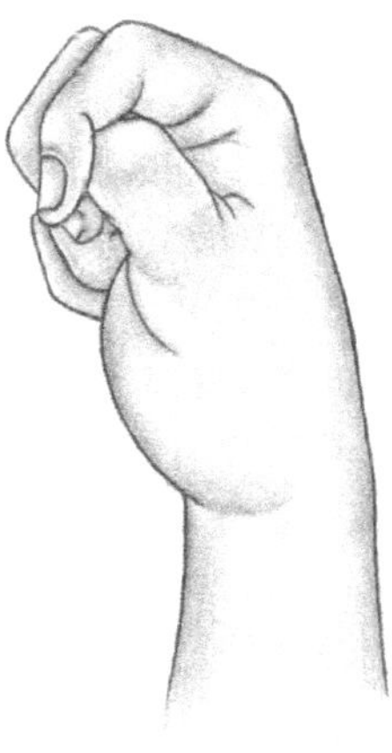

Adi Mudra/Tse Mudra

- Atmen Sie auch an dieser Stelle möglichst langsam und unhörbar aus und ziehen Sie die Bauchdecke nach hinten und oben (Uddiyana Bandha), während Sie gleichzeitig alle Sorgen, Ängste und Nöte loslassen.

Die drei Geheimnisse

Kim Tawm schreibt in seinem Werk »Geheime Übungen taoistischer Mönche« (siehe Anhang): »Es ist überliefert, dass die folgende Übung der drei Geheimnisse Traurigkeit verscheucht, Furchtsamkeit mindert, Missgeschick und Unglück abwendet und Depressionen verhindert. Sie ist dafür bekannt, dass sie den persönlichen Magnetismus und die intuitiven und geistigen Kräfte steigert. Die drei Geheimnisse sind: das Geheimnis des Körpers, das Geheimnis des Tons und das Geheimnis des Gedankens …«

Die Meditation der drei Geheimnisse ist eine Meditation, bei der das »Siegel des Tse« (das Geheimnis des Körpers), das Denken des OM-Lautes (das Geheimnis des Tons) und die Fokussierung der Gedanken auf das Manipura Chakra (das Geheimnis des Gedankens) miteinander verbunden werden.

Meditation der drei Geheimnisse

- Sitzen Sie mit aufrechtem Oberkörper und gekreuzten Beinen in einer Ihnen angenehmen Meditationshaltung oder aufrecht auf einem Stuhl.
- Legen Sie die Hände mit Tse Mudra (Handflächen nach oben) auf die Oberschenkel.
- Atmen Sie sacht, aber tief durch die Nase in den Bauchraum ein.
- Halten Sie den Atem an.
- Wiederholen Sie siebenmal in Gedanken und langsam den Klang OM ॐ und bemühen Sie sich, diesen Klang mit dem rechten Ohr wahrzunehmen.
- Konzentrieren Sie Ihre Gedanken auf den Bauchraum.
- Atmen Sie langsam durch den Mund aus, hauchen Sie hierbei ein sanftes »Ha« und lassen Sie gleichzeitig mit Atem und Ton und dem Öffnen der Mudra alle Unreinheiten, Krankheiten, Kummer,

Sorgen und Ängste den Körper verlassen. Ziehen Sie im Rhythmus der Ausatmung den Bauch nach hinten und oben (Uddhiyana Bandha).

- Wiederholen Sie diese Übung 7- bis 49-mal.

Anjali Mudra/Namaskara Mudra: Die Geste der Begrüßung und Verehrung

Anjali Mudra ist auch unter dem Namen *Atmanjali Mudra* bekannt. Atman ist das Selbst (im Westen würden wir sagen: die Seele) des Menschen, Anjali bedeutet »Gruß, Verehrung, Respekt« (abgeleitet von der Stammsilbe *anj*: ehren, feiern). Atmanjali (und damit natürlich auch die Kurzform Anjali) bedeutet also, das Selbst, die Seele in sich und dem andern zu grüßen, zu ehren.

Aber: Keine falsche Angst vor dieser Geste. Es ist dies keine heidnische Gebetshaltung, und sie wird überall in Asien als ganz alltäglicher Gruß (heute, in Zeiten von Corona, ebenso bei uns im Westen) verwendet. Auch in vielen Yogakursen beginnt und endet jede Yogastunde mit dieser Geste, oftmals in Verbindung mit dem Sanskrit-Gruß Namasté oder Namaskar. Dieser alte vedische Gruß bedeutet wörtlich Verbeugung *(nama)* vor dir *(aste)*, Namaskar ist die höflichere Anrede, unserem Sie/Ihr/Ihnen vergleichbar; so wird häufig der spirituelle Lehrer mit Namaskar gegrüßt, die Schwester- und Bruderschüler mit Namasté.

Wirkung

Anjali Mudra bringt Harmonie nach außen, dem anderen gegenüber, aber auch nach innen, dem eigenen Selbst gegenüber, zum Ausdruck. Unsere Ichbezogenheit macht der Ehrerbietung Platz. Unser gesamtes Leben wird von Polaritäten bestimmt: Mann und Frau, Licht und Dunkel, Sonne und Mond – Ha und Tha, Yin und Yang. Diese Polaritäten werden vereint und harmonisiert in der Anjali Mudra, vor unserem Herzen.

Anjali Mudra harmonisiert die rechte und linke Gehirnhälfte, beseitigt Stress und Angst, erhöht das Gewahrsein. Sie führt zu

Ruhe und Besonnenheit und einer zielgerichteten Öffnung des (nicht nur physischen) Herzens und erweckt Bescheidenheit, Demut und Hingabe. Diese Mudra führt zu einer Verbindung zwischen dem Herzen und dem zentralen Energiekanal inmitten der Wirbelsäule (Sushumna). Sie verbindet den Übenden mit der eigenen Spiritualität und führt zu meditativem Erleben.

In unserer steten Suche, unserem Wunsch nach Ausgeglichenheit und Harmonie erinnert uns dieser Gruß daran, dass diese Harmonie bereits mitten in uns vorhanden ist, verschüttet zwar, aber durchaus vorhanden: in unserem Herzzentrum.

Auch in einer ganzen Reihe von Yogaübungen kommt Anjali Mudra zur Anwendung (unter anderem beim Sonnengruß, Surya Namaskar, oder dem Baum, Vrkshasana, siehe Abbildung unten).

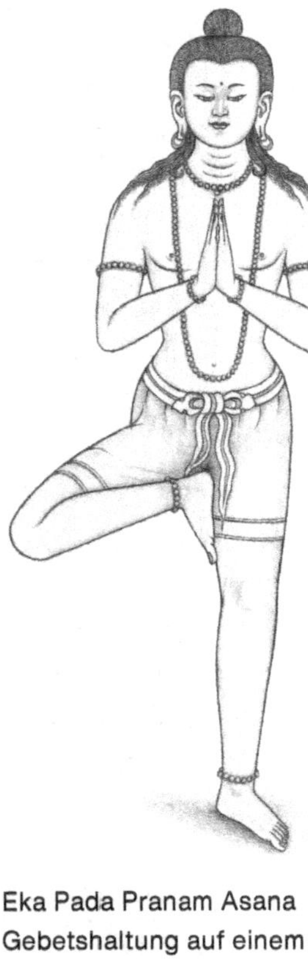

Eka Pada Pranam Asana
Gebetshaltung auf einem Bein

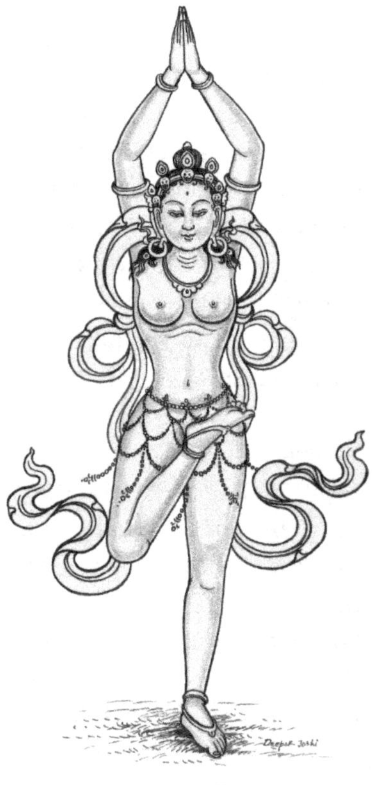

Vrikshasana - der Baum

Anjali Mudra und Patanjali

Eine sehr schöne Geschichte rankt sich um diese Mudra und um die Geburt des Weisen Patanjali (und ich liebe sie, diese indischen Geschichten): Gonika, Patanjalis Mutter, lebte einst als Einsiedlerin an den Ufern der Ganga. Tag für Tag betete sie zu Vishnu, dem Erhalter der Welt, um ein Kind; doch lange blieb ihr dieser Wunsch verwehrt. Auch war zu jener Zeit die Einigkeit unter den Yogin (den Yogapraktizierenden) zutiefst gestört, und es herrschte Zwist über den richtigen Weg zu Einsicht und Erleuchtung. (Ähnlichkeiten mit der Gegenwart sind nicht zufällig.) Als Vishnu all dies sah, kam ihm der rettende Gedanke: ein Kind für die treue Gonika und die Harmonisierung der Yogin. Die Weltenschlange Ananta Shesha, die Unendliche, Grenzenlose, schien ihm genau die richtige, um diese Aufgabe zu lösen. Und als Gonika wieder einmal mit erhobenen Händen, die Hände in Anjali Mudra, der damals wie heute typischen indischen Gruß- und Gebetshaltung, um ein Kind flehte, ließ er Ananta Shesha in Gonikas nun weit geöffnete Hände gleiten. Nicht ganz war Ananta Shesha die Verwandlung in ein menschliches Wesen gelungen, auf ihrem Weg zur Erde von Vaikuntha, wo Vishnu in kontemplativem Schlaf einst diese Welt geträumt hatte – und sie immer noch träumt. So kam es, dass Patanjali den Oberkörper eines Menschen, den Unterleib aber einer Schlange erhielt.

Sadhguru, der große indische Mystiker und Yogalehrer, sagte einmal: »Namasté ist nicht nur ein kultureller Aspekt. Dahinter steckt eine Wissenschaft. Jedes Mal, wenn Sie Ihre Handflächen zusammenbringen, gibt es ein Knistern der Energie. Auf der Ebene Ihrer Lebensenergie gibt es so ein Geben, sonst machen Sie sich zu einem Opfer für die andere Person. Durch dieses Geben jedoch machen Sie das andere Wesen zu einem, das mit Ihnen kooperiert. Nur wenn Sie sich in einem Zustand des Gebens befinden, werden die Dinge für Sie in Ordnung kommen. Das ist in jedem Leben so. Nur wenn es die Mitarbeit allen Lebens um sich herum erhält, kann es gedeihen.«

Ausführung

- Legen Sie die Handflächen auf Brusthöhe, in Höhe des Herzzentrums (Anahata Chakra), aneinander. Die Fingerspitzen zeigen nach oben, die Daumen berühren das Brustbein.
- Senken Sie Ihren Kopf als Zeichen der Demut und Verehrung - Ihrem eigenen Selbst und auch anderen gegenüber.

Führt man diese Handhaltung höher aus - die Hände vor der Stirn (Ajna Chakra) oder über dem Kopf (Sahasrara Chakra), ist dies ein Zeichen besonderer Verehrung.

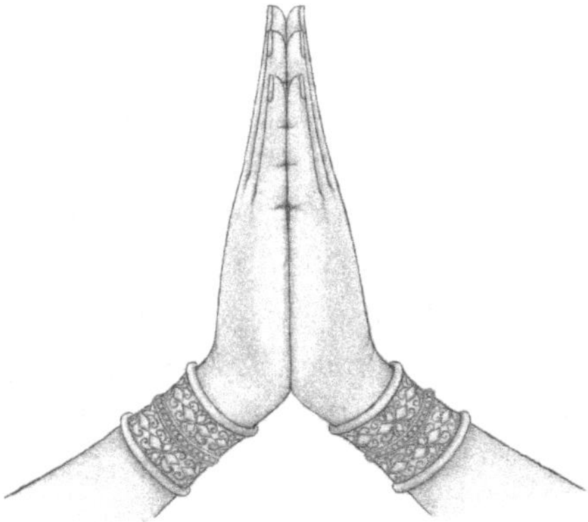

Anjali Mudra

Ahamkara Mudra: Die Geste des Ich-Gestalters

Ahamkara (von *aham*: ich und *kara*: tun, machen) ist der Ich-Macher, das Ichbewusstsein. Die Ahamakara Mudra gilt als eine der wirkungsvollsten Übungen zur Stärkung des Selbstvertrauens, der Selbstbehauptung und des Selbstbewusstseins.

Wirkung

Ahamkara Mudra hilft dem Übenden, Angst, Unsicherheit, Scheu und Schüchternheit zu überwinden und die eigene Mitte zu finden. Gleichzeitig führt diese Mudra aber auch zum Erlangen von Demut. Da bei dieser Übung die Wärme des Feu-

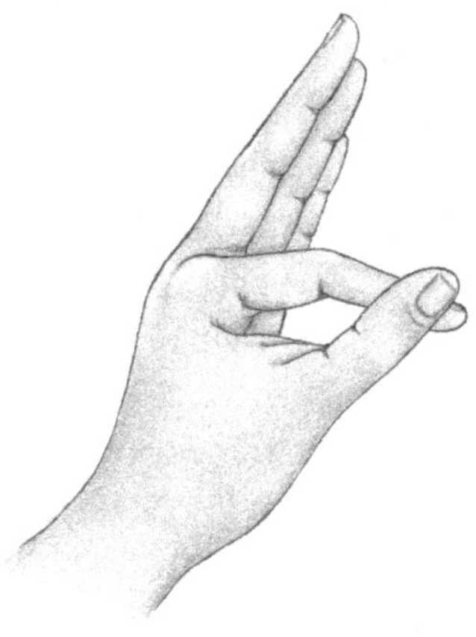

Ahamkara Mudra

ers (Daumen, Agni) über den gebeugten Luftfinger (Zeigefinger, Vayu) streicht, entstehen darüber hinaus Klarheit, Harmonie und Hingabe. Diese Mudra stärkt das Manipura Chakra (Solarplexus) durch Feuer und Wind und dadurch die Verdauung. Sie sollte, um diese Wirkung zu erzielen, allerdings mindesten 15 Minuten (bis zu 45 Minuten) gehalten werden.

Ausführung

- Bei dieser Mudra wird der Daumen (Agni) mit sanftem Druck auf das zweite Glied des Zeigefingers (Vayu) gesetzt, die übrigen Finger bleiben sanft gestreckt.

Yoni Mudra: Das Siegel der Göttin

Yoni Mudra wird mit vielen, etwas blumigen Namen übersetzt, da wir trotz aller Aufklärung im Grunde doch noch recht prüde sind. *Yoni* ist der Sanskritbegriff für die weiblichen Genitalien, aber auch ein Symbol für die Shakti, die jeder Gottheit innewohnende weibliche Kraft, wie Parvati: So wird diese Mudra mit »Siegel der Göttin«, »Siegel der Quelle« oder auch mit »Siegel des Mutterschoßes« umschrieben.

Wirkung

Mit dieser Mudra werden die Körperenergien der rechten und linken Hemisphäre miteinander verbunden und das Nervensystem zum Ausgleich gebracht, Konzentration und Achtsamkeit und der Pranafluss werden erhöht. Yoni Mudra beseitigt Stress, ist hilfreich bei Depressionen und verjüngt Herz und Geist und Seele. Sie vertieft den inneren Frieden und führt zu spiritueller Ruhe.

Ausführung

Ebenso zahlreich wie die Namen dieser Mudra sind die Variationen, in denen sie ausgeführt wird. Eine besonders gebräuchliche wird hier beschrieben:

- Verschränken Sie Mittelfinger, Ringfinger und kleinen Finger und legen Sie deren Fingerkuppen auf die Handrücken. Legen Sie die Zeigefinger aneinander, die Fingerspitzen zeigen nach unten, die aneinandergelegten Daumenkuppen zeigen zum Körper hin sanft nach oben.

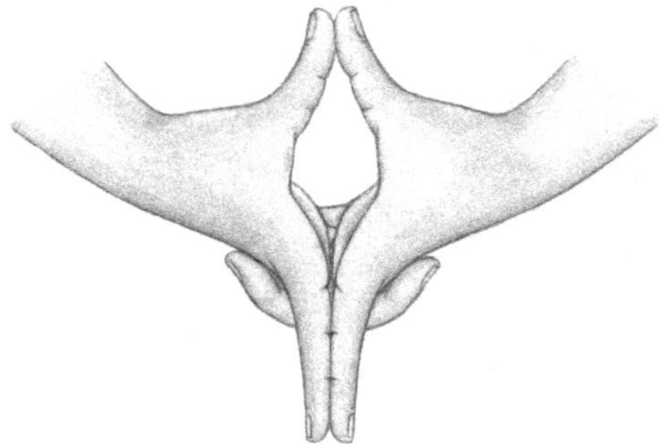

Yoni Mudra

Uttarabodhi Mudra: Die Geste des vollkommenen Erwachens oder der vollkommenen Erleuchtung

Wird die Yoni Mudra vice versa ausgeführt – die Zeigefinger zeigen nach oben, die Daumen nach unten – wird sie zu *Uttarabodhi Mudra* der buddhistischen »Geste des vollkommenen Erwachens/der höchsten Erleuchtung«, des »perfekten Wissens der Wahrheit«. Es erscheint höchst seltsam, wie hier die hinduistische Götterwelt (das Siegel der Göttin) übergeht in Buddhistisches (Geste vollkommenen Erwachens) – wie damals im Tempel von Pashupatinath in Nepal, eine Geschichte, die ich Ihnen im Folgenden erzähle.

Zwei Welten

Der Himmel war grau in grau, schwer von Regen. Ein weiterer Tag in Pashupatinath auf der Suche nach Bharati Baba. Ein Jahr zuvor war ich mit ihm in den nahen Bergen gewandert, auf der Suche nach Plätzen für Fotoaufnahmen. Ich hatte gerade ein Manuskript beendet, ein Buch über Mudras und Bandhas, das dann unter einem völlig anderen Namen* veröffentlicht werden sollte.

* Volker Christmann, Die Siegel des Lotus, Bastei-Lübbe, Bergisch Gladbach 1997.

Nur noch der Bildteil fehlte. Und da war mir Bharati Baba eingefallen, mein »stone carrier«, der zum Erstaunen der Touristen und auch manches Einheimischen mit seinem Penis riesige Steine anhob. Trotz dieses populären Kunststücks hatte ich ihn im Laufe der Jahre abseits der Menge durchaus als ernsthaften Yogi kennengelernt. Er kannte jeden hier und jedes Fleckchen, auch im weitesten Umkreis. Wenn mir einer bei meinen Aufnahmen helfen konnte, dann er. Und so war ich auf der Suche nach ihm, hier, im nepalesischen Pashupatinath. Es ist schon ein sehr außergewöhnlicher Ort in diesem außergewöhnlichen Land am »Dach der Welt«, mit seinen Tempeln, Verbrennungsstätten und inzwischen allzu vielen Touristen. Meist findet man hier auch eine schrille Truppe von Yogis, Sadhus und Swamis, echten und weniger echten, den »Business-Yogis«, wie so mancher sie nennt: Bettler, die für ein paar Rupien ihre Maskerade und Kunststückchen zeigen.

In den verwinkelten Gassen und Hinterhöfen, ungeahnt hinter den Tempeln, findet das wirkliche Leben der »Heiligen« statt. Und inmitten einer höchst wilden Horde von ihnen - manche im Lendenschurz, viele von ihnen vollkommen nackt, so mancher mit dem Trishula bewehrt, dem heiligen Dreizack Shivas - fand ich Bharati Baba, meinen Freund seit so manchem Jahr. Die Horde trommelte zur Demonstration seines Steinhebe-Kunststücks. Bharati stand inmitten der Menge mit seinem tibetischen Schüler, einem buddhistischen Lama, der einen silbernen Halbmond im hochgetürmten Haar trug, sowie das Rot der Mönche. Und auch hier begegnete einem diese seltsame Symbiose aus Hinduismus und Buddhismus, wie ich sie so intensiv sonst nirgendwo erlebt habe als hier im Tal, wo vielerlei Tempel und Schreine von beiden verehrt werden.

Auch diese Mudra weist beides auf, Hinduistisches und Buddhistisches, einerseits abwärtsgerichtet, als Siegel der Göttin, des göttlichen Schoßes, zutiefst hinduistisch, andererseits aufwärtsgerichtet, die Geste vollkommenen Erwachens, vollkommener Erleuchtung, Buddhismus pur.

Wirkung

Uttarabodhi Mudra kann jederzeit stehend, sitzend oder liegend ausgeführt werden. Sie sollte mindestens fünf und kann bis 45 Minuten gehalten werden. Diese Mudra beruhigt das Nervensystem, kräftigt den Dickdarm (Aufnahme und Ausscheidung), stärkt die Lungenfunktion und das Herz, verbessert Einatmung, Kreativität und Energiehaushalt.

Ausführung

- Verschränken Sie die Hände in Höhe der Brust, vor dem Anahata Chakra. Strecken Sie nun die Zeigefinger aus und legen Sie sie aneinander, ebenso die Daumen. Die Zeigefinger zeigen nach oben zum Kopf, die Daumen in Richtung Boden zum Ende des Brustbeins.

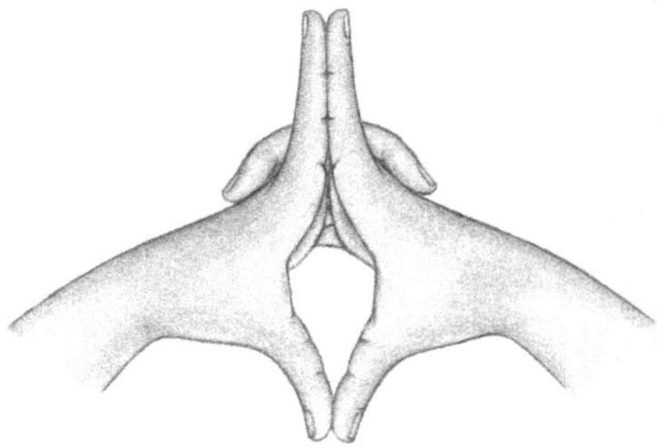

Uttarabodhi Mudra

Kshepana Mudra: Die Geste des Loslassens

Kshepana bedeutet »werfen, loslassen, unterlassen«. Häufig wird diese Mudra auch als Uttarabodhi Mudra bezeichnet (siehe vorige Mudra, Seite 148), ist sie doch in vielem - auch in den Wirkungen - völlig identisch mit der Mudra dieses Namens. Einzig die Haltung der Daumen ist anders und wird häufig als wesentlich einfacher und entspannender empfunden. Aus diesem Grund ist sie eventuell der Uttarabodhi Mudra vorzuziehen, aber entscheiden Sie selbst.

Wirkung

Kshepana Mudra reinigt Körper und Geist, sie hilft - wie der Name schon sagt - loszulassen, zu entspannen und Stress abzubauen. Diese Mudra beseitigt verbrauchte Energie, bringt frische, positive Energie zurück und entfernt alle möglichen Toxine. Dies geschieht durch die Verstärkung der Luftenergie (Vayu), regiert von den Zeigefingern, sodass Verbrauchtes geradezu »weggeblasen« wird. Sie stimuliert Ausscheidungen über die Lunge, die Haut und den Dickdarm. Wie eine Schwitzkur dabei hilft, eine Erkältung auszutreiben, so hilft die Kshepana Mudra dabei, Negatives aller Art loszulassen. Und wie Sie auch ein Schwitzbad nicht allzu oft durchführen sollten, empfiehlt es sich, auch bei dieser Mudra bewusst maßzuhalten.

Auch diese Mudra wird am besten im Sitzen ausgeführt, kann aber durchaus auch im Stehen – eventuell auch in Verbindung mit einer Yogastellung, zum Beispiel Bergstellung (Tadasana, siehe Seite 93) oder im Liegen (Shavasana, siehe unten) praktiziert werden.

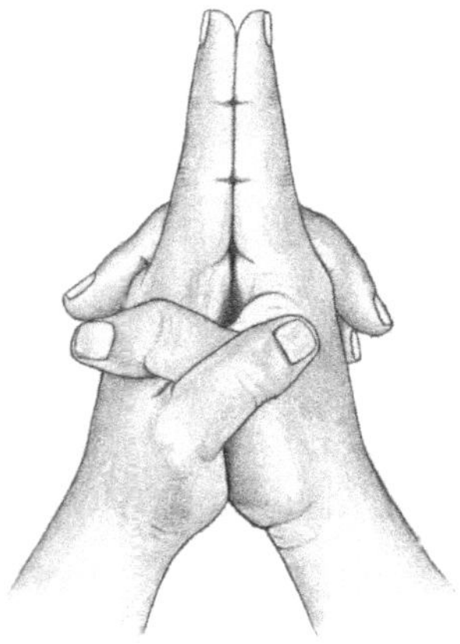

Kshepana Mudra

Die Totenstellung – Shavasana/Mritasana

Shava bedeutet »Leichnam, Leiche«, *mrtta* bedeutet »tot«. Und so liegt unser Körper in dieser Übung: ruhig und bewegungslos wie ein Leichnam. Die »Totenstellung« ist die Entspannungshaltung schlechthin. Die Hatha Yoga Pradipika schreibt zu dieser Übung:

> *Wie ein Leichnam auf dem Boden zu liegen,*
> *bezeichnet man als Shavasana.*
> *Diese Übung vertreibt Müdigkeit und beruhigt den Geist.*
>
> Hatha Yoga Pradipika 1,34

- Legen Sie sich flach auf den Rücken, die Fersen einander zugekehrt, die Zehen zeigen nach außen. Die Arme ruhen in etwa 45 Grad vom Körper abgelegt, die Handflächen zeigen nach oben.

- Schließen Sie die Augen, und atmen Sie langsam und tief – unhörbar – ein und aus.

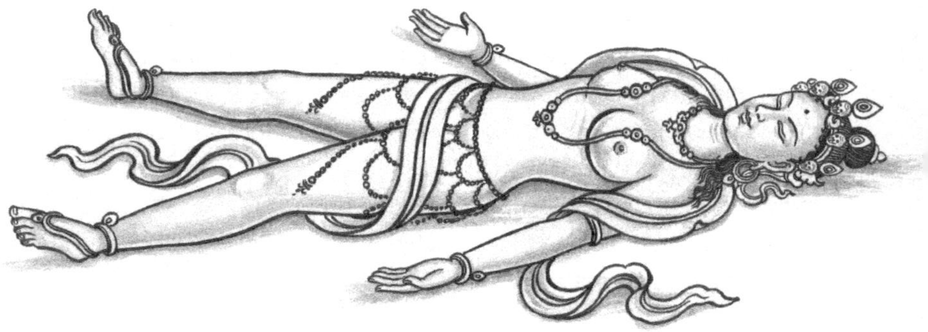

Die Totenstellung - Shavasana

Diese Übung entspannt Körper und Geist. Sie fördert das Konzentrationsvermögen und ist hilfreich bei Bluthochdruck, Stress, Depressionen, Herzkrankheiten und Schlaflosigkeit. Sie heilt Müdigkeit und Nervosität und erfrischt den Körper innerhalb kurzer Zeit.

Meditation mit Kshepana Mudra

- Setzen Sie sich in eine Ihnen angenehme Meditationshaltung (oder stehen Sie in Tadasana oder legen Sie sich in Shavasana auf den Boden, siehe Beschreibungen Seite 93 und oben).
- Verschränken Sie die Finger – der linke Daumen liegt über dem rechten – und lösen Sie die Zeigefinger.
- Bringen Sie die Zeigefinger zusammen und richten Sie sie nach oben.
- Die Innenflächen der Hände sind sanft ein wenig voneinander entfernt.
- Halten Sie diese Stellung vor dem Herzen, dem Anahata Chakra, die Daumen liegen am Brustbein, oder strecken Sie die Arme bei Positionen im Stehen weit über den Kopf.
- Vergewissern Sie sich, dass Sie wirklich mit geradem Rücken aufrecht sitzen oder stehen. Schließen Sie die Augen und entspannen Sie sich.

- Halten Sie diese Stellung zehn bis fünfzehn tiefe Atemzüge lang oder länger, die Betonung liegt auf der Ausatmung.
- Atmen Sie alles Belastende von sich weg, fühlen Sie, wie Sie mit jeder Ausatmung entspannter werden, völlig befreit.

Abhaya Mudra: Die Geste der Furchtlosigkeit, die Geste der Schutzverheißung

Der Sanskritausdruck *abhaya* bedeutet »keine Furcht oder Nicht-Furcht«. Und dies verheißt sie auch, diese Mudra, eine für sich und andere zutiefst Ruhe und Frieden spendende Geste. Eigentlich gilt die Abhaya Mudra als buddhistische Mudra, geht doch die Sage, der Buddha habe einst einen wütenden Elefanten mit dieser Geste beruhigt (nach anderer Überlieferung hat er damit einen über die Ufer getretenen Fluss wieder in sein Bett geleitet). Doch wurde diese Mudra wohl schon lange vor dem Aufkommen des Buddhismus benutzt, ist sie doch eine der beliebtesten Handhaltungen indischer Götter- und Heiligenstatuen gleich welcher Glaubensrichtung.

Wirkung

Diese Geste trägt dazu bei, ein verstärktes Bewusstsein von Achtsamkeit zu entwickeln, und hilft, Ängste zu überwinden. Sie macht uns emotional ausgeglichen, glücklich, stressfrei und friedlich mit einem Gefühl starker, tiefer innerer Sicherheit. Sie beruhigt den Geist und lindert Ängste, öffnet die Chakras und unterstützt den freien Fluss von Prana. Diese Geste weckt Furchtlosigkeit, Gewaltlosigkeit, Schutz und Segen, und sie ist auch einfach schön ...

Die Lehre des Ayurveda geht darüber hinaus davon aus, dass durch diese Handhaltung die Gehirnzellen positiv beeinflusst werden. Der Praktizierende erlangt ein hohes Maß an Furchtlosigkeit. Man sagt, er fürchte sich dann nicht einmal mehr vor Yamaraja, dem Herrn des Todes. Diese Mudra beruhigt Körper und Geist – bei sich selbst und bei anderen. Sie beseitigt oder reduziert zumindest Angst, innere Konflikte und Gefühle der Anhaftung. Sie schützt vor Negativität und Abneigung in Gedanken, Empfindungen und Gefühlen.

Ausführung

Diese Übung wird stehend, gehend oder sitzend ausgeführt.

- Nehmen Sie eine Ihnen angenehme Meditationshaltung ein (oder stehen Sie aufrecht).
- Heben Sie die rechte Hand auf Schulterhöhe, indem Sie den Ellbogen beugen, und öffnen Sie sie nach vorne, die Finger sanft nach oben gestreckt. Eine Variation, die ich besonders liebe, ist Abhaya Mudra in Verbindung mit Jnana Mudra (siehe Seite 43). Hierbei wird bei nach vorne geöffneter Hand Jnana Mudra ausgeführt.
- Halten Sie diese Mudra 5 bis 45 Minuten.

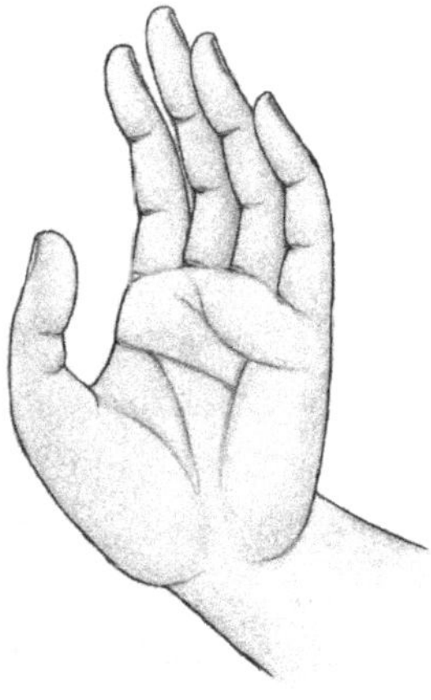

Abhaya Mudra

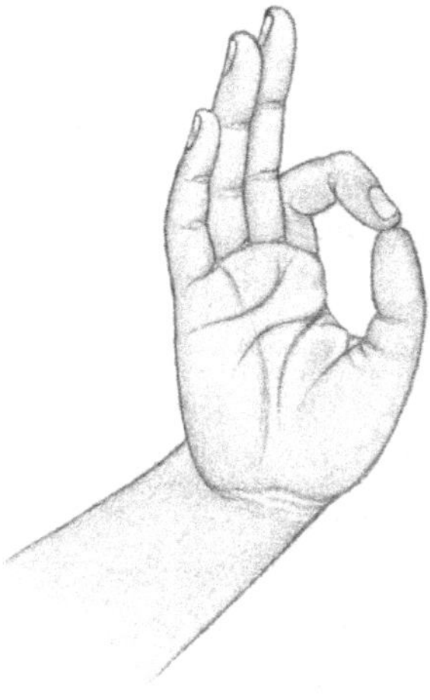

Abhaya Mudra
mit Jnana Mudra

Brahma Mudra: Die Geste Brahmas

Brahma Mudra ist unter vielerlei Namen bekannt die Geste des höchsten Geistes, die Geste des alles durchdringenden Bewusstseins, selbst das Siegel von Sonne und Mond *(Surya Chandra Mudra)* oder das Siegel vollständigen Atems *(Purna Mudra)*.

Brahma ist einer der Hauptgötter des hinduistischen Pantheons, der hinduistischen Göttertrias (Trimurti) Brahma, Vishnu und Shiva. Auch im Buddhismus spielt Brahma keine unwichtige Rolle, überredet er doch den Buddha kurz nach dessen Erwachen dazu, die Lehre zu verkünden. Der vierköpfige Brahma, die vier Himmelsrichtungen symbolisierend, stellt das Prinzip der Schöpfung dar, nicht zu verwechseln mit dem Brahman, der unveränderlichen, unendlichen transzendenten Realität, die allem innewohnt, allem zugrunde liegt. Immer wieder wird in den Veden und den ihnen zugeordneten Upanishaden (siehe Seite 26) auf dieses Brahman verwiesen.

Also Brahma, dem Schöpfer, ist diese Mudra geweiht. Es gibt allerdings mehrere Mudras/Hastas dieses Namens; auch eine Yoga-Asana aus der Reihe der Sukshma Vyayama*, einer Reihe kleiner, subtiler Übungen für einzelne Körperteile und Gelenke trägt diesen Namen. Die hier beschriebene Brahma Mudra gleicht der Adi Mudra (siehe Seite 140), allerdings wird sie stets beidhändig ausgeführt, wobei die gefalteten Hände am Nabel liegen.

Wirkung

Brahma Mudra heilt nicht nur Depressionen, sondern hilft auch bei vielen geistigen und körperlichen Problemen: Sie beruhigt ein gestresstes Nervensystem und einen unruhigen Geist, stärkt den Pranafluss im Körper, verhilft – durch den Druck der Fäuste auf den Unterleib bei der Ausatmung – zu einem vollständigen Atem (Purna Mudra) und reduziert Schnarchen. Sie verstärkt die Sauerstoffzufuhr zum Gehirn und erhöht die Lungenkapazität. Durch

* Vgl. hierzu Volker Christmann, Ashtanga Yoga, Synergia Verlag, Alle 2020.

den Druck der Fäuste gegen den Unterleib werden das Verdauungssystem und die inneren Organe stimuliert. Das Feuerelement (Daumen - Agni) wird zum Ausgleich gebracht, was zu einem Abbau von Reizbarkeit, Stress, Unruhe und Ängstlichkeit führt. Diese Mudra beruhigt also den Geist, verbessert das Denkvermögen und vermindert Müdigkeit, sie bringt Körper und Geist zum Ausgleich.

Dieses Hasta erweitert das Blickfeld, befreit von negativer Energie, beseitigt Gifte im Körper und hilft, in der Meditation höhere Bewusstseinszustände zu erreichen. Brahma Mudra wird die bedeutende Kraft zugesprochen, das gesamte System eines Menschen zu revitalisieren.

Ausführung

Am besten führt man diese Mudra in einer der Meditationshaltungen (Siddhasana, Padmasana, Vajrasana, siehe ab Seite 78) aus. Brahma Mudra kann beliebig lange gehalten werden. Die besten Ergebnisse erzielen Sie, wenn Sie diese Übung mindestens zwei Monate lang durchführen. Die beste Übungszeit ist - wie bei allen Mudras - der frühe Morgen zwischen vier und sechs Uhr, die beste Ausgangsposition ist meiner Ansicht nach Vajrasana, der Diamantsitz (siehe Abbildung), sofern Ihre Knie dies erlauben. Sie können zur Entlastung Ihrer Knie auch ein gerolltes Handtuch oder eine Decke in den Kniekehlen platzieren oder sich auf ein Meditationsbänkchen setzen.

- Knien Sie sich in den Diamantsitz oder einen anderen Meditationssitz Ihrer Wahl und legen Sie die Hände auf die Schenkel.
- Drehen Sie die Handflächen nach oben.
- Schließen Sie die Augen und atmen Sie einige Male ruhig und tief ein und aus, während Sie Ihre Achtsamkeit möglichst vollständig auf die Atmung richten.
- Ballen Sie nun die Hände zu Fäusten, die Daumen liegen innen, die Daumenspitzen an den Wurzeln der kleinen Finger, die übrigen Finger umschließen sanft, aber mit leichtem Druck die Daumen.

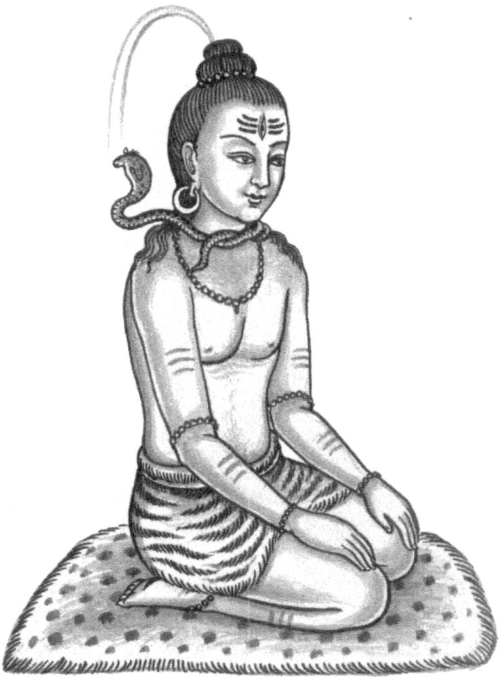

Vajrasana,
der Diamantsitz

- Bringen Sie nun die Fäuste - abhängig von der jeweils gewählten Position - mit sanftem Druck zueinander, die Fäuste werden gegen das Schambein (oder die Nabelregion) gepresst. Wenn Sie aufrecht sitzen, zeigen die - geschlossenen - Handflächen nach oben.
- Wenn Sie sich wie beim Frosch (Mandukasana) einfach nach vorn neigen (siehe Beschreibung der Asana Seite 158), werden die geschlossenen Handflächen nach unten gedreht, die Daumen liegen am Bauch.

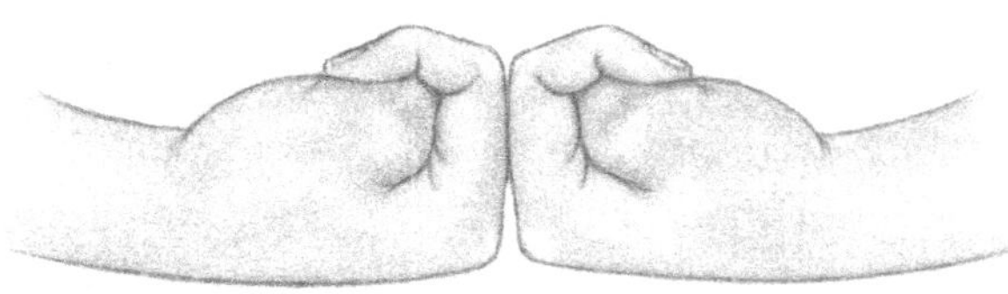

Brahma Mudra: Stellung der Fäuste bei Mandukasana (Frosch)

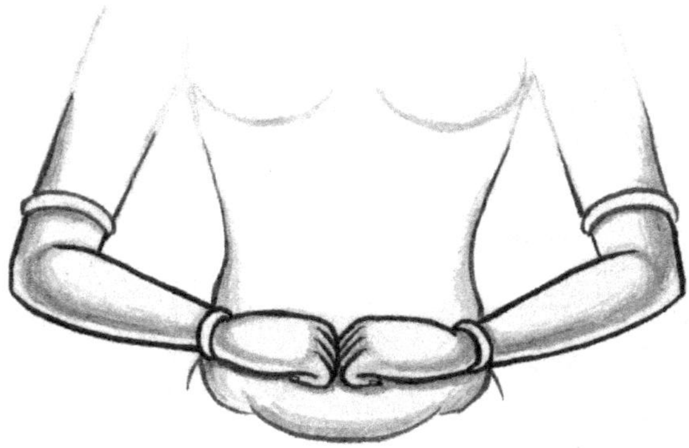

Handhaltung 2 beim Frosch

Mandukasana – der Frosch mit Brahma Mudra

- Setzen Sie sich aufrecht zwischen die Fersen, die großen Zehen liegen leicht übereinander, die Fersen zeigen nach außen, die Zehen sind nach hinten gestreckt, die Knie sind geschlossen. Zur Entlastung der Knie können Sie sich auf eine gefaltete Decke oder ein Kissen setzen.
- Legen Sie die Hände mit den Handflächen nach unten auf die Knie, schließen Sie die Augen und entspannen Sie sich.
- Ballen Sie beide Hände zu Fäusten, die Daumen werden von den übrigen Fingern umschlossen (Brahma Mudra).
- Legen Sie nun – die Knöchel gegeneinander gepresst – die Fäuste auf Nabelhöhe gegen den Bauch.
- Atmen Sie aus und beugen Sie sich nach vorne.
- Wenn Sie Ihre Endstellung erreicht haben, heben Sie den Kopf und blicken Sie geradeaus. Richten Sie sich – einatmend – wieder auf.
- Wiederholen Sie diese Übung drei- bis viermal mit geänderter Handhaltung (siehe unten).
- Setzen Sie sich in Vajrasana (Diamantsitz, siehe Seite 157).
- Legen Sie die linke Handfläche an den Nabel, die rechte Hand auf die linke. Bei Wiederholungen ändern Sie – wenn Sie wollen – die Handhaltung. Nun liegt die Linke auf der Rechten usw.

- Drücken Sie den Bauch nach innen, atmen Sie aus und beugen Sie sich nach vorn wie zuvor.
- Verharren Sie in ausgeatmetem Zustand einige Augenblicke in dieser Position.
- Richten Sie sich - einatmend - wieder auf.

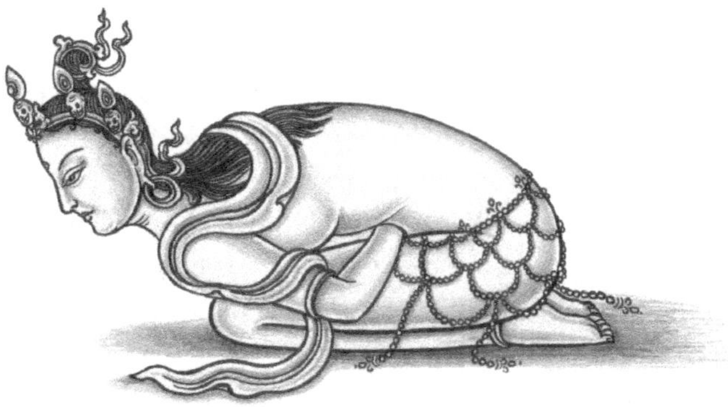

Mandukasana - der Frosch

Bhramara Mudra: Die Geste der Biene

Bhramara ist die große, schwarze indische Biene, die dieser Mudra ihren Namen verleiht.

Bhramara Mudra kommt auch im indischen Tanz, Bharat Natyam, vor und repräsentiert hier eine (meist männliche) Biene oder den Liebhaber. Diese Mudra stimuliert das Vishuddha Chakra, das fünfte Chakra, das Halschakra (siehe ab Seite 106). Dieses Zentrum steht für das Element Äther/Raum (Akasha), und so gehört die Bhramara Mudra auch zu den Äther-Mudras.

Wirkung

Der Bhramara Mudra werden vielerlei spirituelle, mentale und emotionale Wirkungen zugeschrieben. Beispielsweise ist die Mudra ein wahrer Segen für all diejenigen, die an einer Allergie oder einer Atemwegserkrankung leiden. So wie Bienenprodukte gegen allerlei Allergien helfen, so hilfreich ist auch Bhramara

Mudra: Es wird gesagt, dass man Allergien niemals ganz loswerden kann, aber ihre Attacken auf den Körper loszuwerden, zumindest aber zu reduzieren, das schafft man mithilfe dieser Mudra. Alle nur denkbaren Allergien wie Haut-, Lebensmittel-, Sonnen- und Allergien gegen Düfte, Seifen oder Parfüms werden mit ihr behandelt. Ebenso kann Bhramara Mudra bei Veränderungen der Haut, wie roten Flecken, Juckreiz, Ausschlägen oder Blasen sowie bei Atemwegserkrankungen wie Asthma, Husten, Kurzatmigkeit und Bronchitis helfen. Bhramara Mudra kräftigt Lunge und Dickdarm und hält diese gesund, sie stärkt und harmonisiert das Immunsystem. Womit wir wieder bei den Allergien angekommen sind: Hauptursache für Allergien ist meist ein schwaches Immunsystem oder eine geschädigte Darmflora, hervorgerufen durch ein Übermaß des Luftelements (Vayu; siehe Seite 42).

Ausführung

Diese »Handtherapie« kann in jeder Körperhaltung praktiziert werden: stehend, sitzend, liegend. Auch bei einem kleinen Spaziergang eignet sich Bhramara Mudra vorzüglich. Um eine möglichst große Wirkung aus dieser Therapie zu ziehen, sollte sie mindestens viermal täglich für mindesten sieben Minuten möglichst mit beiden Händen durchgeführt werden. Sie können diese Übung bei Bedarf bis zu achtmal und bis zu 20 Minuten ausführen.

Wenn Sie diese Mudra im Sitzen (zu Beginn empfehlenswert) üben wollen:

- Setzen Sie sich in eine bequeme Haltung wie Lotussitz, Diamantsitz oder Ähnliches. Sie können die Mudra aber durchaus auch aufrecht sitzend auf einem Stuhl einnehmen.
- Legen Sie Ihre Hände mit den Handflächen nach oben auf Knie oder Oberschenkel.
- Schließen Sie die Augen und entspannen Sie sich.
- Richten Sie Ihre Aufmerksamkeit nach innen.
- Beugen Sie den Zeigefinger zur Daumenwurzel hin (Abschwächung des Luftelements, Stärkung und Stabilisierung des Feuerelements).

- Berühren Sie mit der Spitze des Daumens den Mittelfinger seitlich des Fingernagels (oder mit der Spitze des Mittelfingers die Daumenspitze). Hierdurch werden die Elemente Raum/Äther und Feuer stabilisiert. Ringfinger und kleiner Finger sind sanft gestreckt.
- Verharren Sie - völlig entspannt - 5 bis 15 Minuten in dieser Haltung.
- Wenn Sie diese Übung mit beiden Händen gemeinsam ausführen, ist es besonders schön und wirkungsvoll, wenn Sie die Hände einander zuneigen.

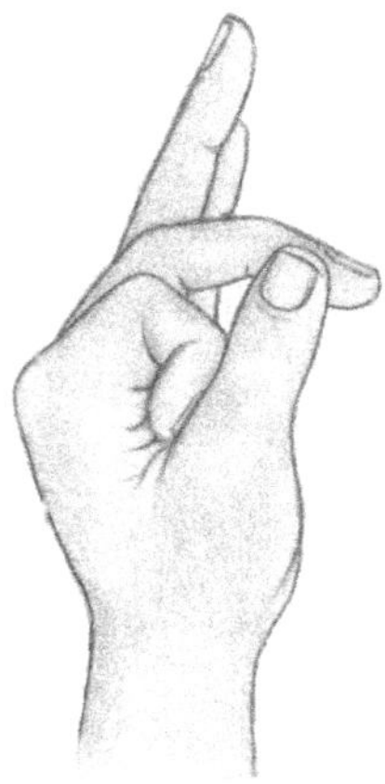

Bhramara Mudra

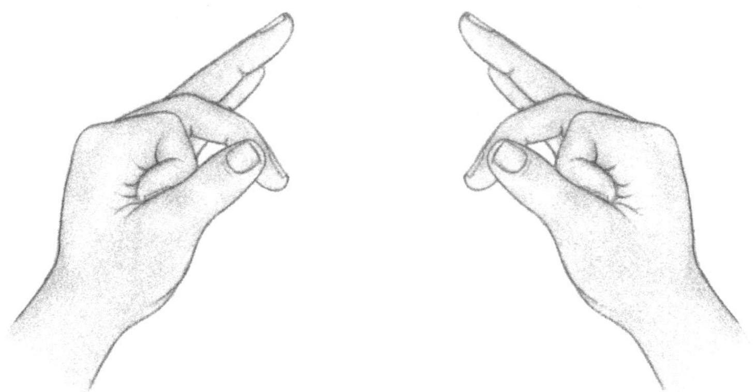

Bhramara Mudra beidhändig

Bhramara Mudra kann, um ihre Wirkung noch zu erhöhen, mit Bhramari oder Bhramara Pranayama (siehe nächste Seite), einer Atemtechnik des Yoga, verbunden werden. Hierzu werden die beiden Übungen – Bhramara Mudra und Bhramara Pranayama – hintereinander in beliebiger Reihenfolge angewendet. Bei diesem Pranayama wird häufig der Sanskritname in eine der westlichen Sprachen mit »Hummel« übersetzt, da der Laut, den man hierbei erzeugt, dem Geräusch einer sich nähernden oder sich entfernenden Hummel ähnelt. Genau diesen

Klang erzeugt auch die äußerst giftige, große, schwarze indische Biene (Bhramara).

Diese bei dieser Atemtechnik angewandte Mudra ist *Shanmukha* geweiht, dem »Herrn mit den sechs *(shash)* Gesichtern *(mukha)*«, dem Sohn Shivas, der auch Skanda, Subramanya, Kumara, Murugan oder Kartikeya genannt wird. Die entsprechende Mudra ist *Shanmukhi Mudra*, das Siegel der sechs Öffnungen. Mit den »sechs Gesichtern« sind die sechs Sinne gemeint – in Asien zählt das Denkorgan, also das Gehirn, als sechster Sinn.

Bhramari/Bhrama Pranayama: Die Hummel

Setzen Sie sich in eine Ihnen angenehme meditative Haltung.

- Verschließen Sie die Öffnungen Ihres Kopfes:
  - mit den Daumen die Ohren,
  - mit den Zeigefingern die Augen,
  - mit den Mittelfingern die Nasenlöcher (die Finger liegen nur sanft an den Nasenlöchern, sodass Sie noch atmen können).
  - Ringfinger und kleine Finger versiegeln die Lippen (entweder verschließen die Ringfinger die Lippen oder die Ringfinger liegen oberhalb der Oberlippe, die kleinen Finger unterhalb der Unterlippe).
- Erzeugen Sie nun in der Kehle einen anschwellenden Klang auf »mmmmm«, wie bei einer sich nähernden Hummel.
- Beenden Sie diesen Sound mit einem Abschwellen des Klanges wie bei einer sich entfernenden Hummel.
- Wiederholen Sie diese Übung drei- bis fünfmal.

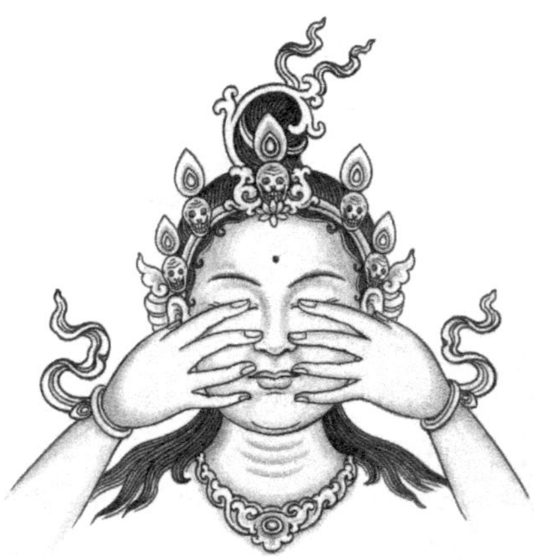

Shanmukhi Mudra – der Verschluss der sechs Pforten, die Einstimmung auf die Stille

Kali Mudra: Das Siegel Kalis

Kali (von ***kala:*** schwarz, dunkel; aber auch: Zeit), die »Schwarze«, ist die Göttin des Todes und der Zerstörung - natürlich auch der Zerstörung des Bösen, der Unwissenheit etc.

Im Roman »The Deceivers« von John Masters aus dem Jahr 1952 über die grausamen Anhänger Kalis im Indien des frühen 19. Jahrhunderts macht eine religiös bemäntelte Mörderbande halb Indien unsicher und ermordet - im Namen Kalis - Reisende. Nun, in diesen Roman fühlte ich mich versetzt, als ich vor vielen Jahren zum ersten Mal in Indien reiste: In einer Vollmondnacht kam ich zu einem recht einsam gelegenen Tempel der Göttin Kali. Allerdings lag der Tempel durchaus abgelegen, dennoch war er rege besucht, ausschließlich von Männern. Die meisten im Dhoti, einem lockeren Beinkleid, mit nacktem Oberkörper, die heilige Schnur der Zweimal-Geborenen über der Schulter. Räucherwerk, Feuer, Fackeln. Zimbeln, Trommeln, Gongs und der Ruf des Muschelhorns erfüllten die Luft. All das wirkte sehr archaisch. Es ertönte ein vielkehliger, monotoner Gesang, zahlreiche Mantras. Wieder und wieder, ekstatisch, alle in seltsamer Trance. Im Innern des Tempels, in flackerndem Licht, sah ich eine Statue Kalis, der Männermordenden, Blutsaufenden. Lauter wurde das Singen, immer ekstatischer der Tanz der Menge - und ich machte mich heimlich davon, zu »meinem« unweit gelegenen Ashram, mit seinen ruhigen, heiligen Männern und Yogis.

Die Kali Mudra ist eine der zweihändigen Mudras (Samyukta Hasta), sie kann also nur mit beiden Händen gemeinsam ausgeführt werden. Sie gehört zu den Erdgesten, bei denen den Ringfingern eine besondere Bedeutung zukommt (siehe Seite 35). Häufig wird diese Mudra mit einer besonderen Betonung der Zeigefinger anstelle der Ringfinger dargestellt; diese Ausführung wird zwar meist wesentlich einfacher empfunden, entspricht dann aber eigentlich Kshepana Mudra, der Geste des Loslassens (Seite 150), nicht Kali Mudra.

Wirkung

Die Kali Mudra beseitigt Blockaden in der Sushumna, einem der Hauptenergiekanäle (siehe Seite 36), und führt zu innerer Stärke und Sicherheit. Sie heilt Angst, Depressionen und Schlaflosigkeit, beseitigt Negativität und entgiftet den Körper. Sie erdet den gesamten Körper und stärkt Intuition und Weisheit. Um zu unserem wahren Selbst zu kommen, müssen wir schädliche (bösartige), zerstörerische oder selbstzerstörerische Energien, den Dämonen in Kali-Bildern vergleichbar, »vernichten«. Die Kali Mudra hilft, wenn Sie sich von Negativem - seien es Personen, Sachen oder Situationen - lösen und befreien müssen, um persönlich wachsen zu können. Um diese Wirkung zu erzielen, sollten Sie Kali Mudra allerdings mindestens 15 Minuten pro Tag - vor allem sitzend oder stehend - ausführen.

Ausführung

- Setzen Sie sich in eine Ihnen angenehme meditative Haltung, die Sie längere Zeit anstrengungslos beibehalten können (oder stellen Sie sich aufrecht hin).
- Führen Sie die Hände vor die Brust und verschränken Sie kleine Finger, Mittelfinger und Zeigefinger, wobei der kleine Finger der rechten Hand außen liegt. Der linke Daumen liegt über dem rechten.
- Strecken Sie die Ringfinger und legen Sie sie aneinander. Die Ringfinger zeigen nach oben, die Daumen liegen am Brustbein.
- Sie können diese Mudra auch mit einer Yogaübung, zum Beispiel Tadasana, der Berghaltung, verbinden (siehe Seite 93).

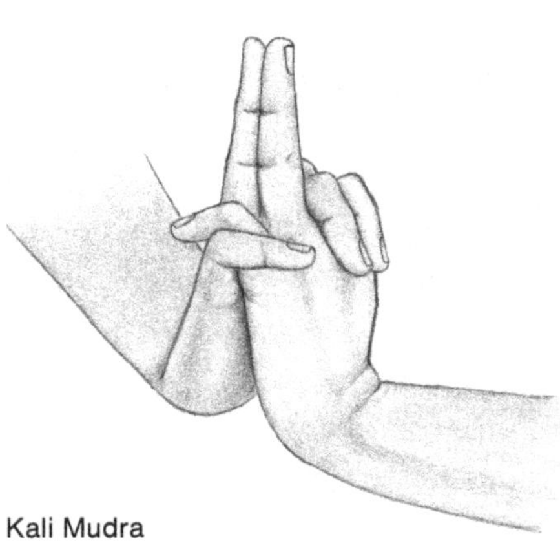

Kali Mudra

Kubera Mudra: Die Geste Kuberas, des Beschützers des Reichtums

Eine leicht abgewandelte Variante der Vyana Mudra (Seite 61) ist *Kubera Mudra*. Sie gilt auch als Geste der Manifestation von Wünschen. Kubera (der Unförmige) ist der vedische Gott des Reichtums und der »Hüter des Nordens«. In der buddhistischen Tradition gilt Kubera als Vaishravana, einer der vier himmlischen Könige.

Wirkung

Diese Mudra fördert die Gesundheit im Allgemeinen, stärkt Zufriedenheit und geistigen Frieden und führt zu vollkommener Entspannung. In Indien wird diese Mudra häufig auch zur Wunscherfüllung eingesetzt (und ist daher äußerst beliebt), denn sie stärkt Entschlossenheit, Konzentrationsfähigkeit, Selbstvertrauen, Mut und die Ruhe des Geistes, um Projekte in die Tat umzusetzen.

Durch das vom Daumen regierte Element Feuer werden die Elemente Luft (Vayu, Zeigefinger) und Raum/Äther (Akasha, Mittelfinger) stimuliert und harmonisiert. Der kleine Finger und der Ringfinger drücken auf die Nervendruckpunkte (Marmapunkte) in der Mitte der Handfläche. Diese Druckpunkte werden im Ayurveda ***Talahridaya*** genannt, das Herz der Hand. Diese Marmapunkte regieren zusammen mit Vyana Vayu (siehe Seite 54), dem »nach außen fließenden Hauch«, unser Atmungssystem, Herz und Lunge, sowie die Durchblutung und den Wärmehaushalt der Haut. Kubera Mudra öffnet, reinigt und befreit die Stirnhöhlen von einem Zuviel an Schleim, hilft, die Funktion des linken und rechten Nasenloches zu harmonisieren, und verbessert den Geruchssinn. Sie schärft den inneren Blick und die Fähigkeit, den eigenen Weg im Leben klarer zu erkennen und Fülle zu erlangen, insbesondere im Zusammenhang mit Wünschen, die das Wohlergehen aller berücksichtigen.

Der Marmapunkt in der rechten Hand kontrolliert das *Yashasvati Nadi* (schon der Name allein ist Programm: »In Herrlichkeit schwelgend/überreich an Ruhm«), der Druckpunkt inmitten der linken *Hastijihva Nadi* (die »Elefantenzunge«). Diese beiden Energiekanäle versorgen vor allem den Teil des Körpers oberhalb des Nabels mit Lebensenergie (Prana). Daher sollte diese Mudra am besten mit beiden Händen ausgeführt werden.

Ausführung

- Setzen oder knien Sie sich für diese Mudra in eine Ihnen angenehme meditative Haltung (die Mudra kann natürlich auch im Stehen oder im Gehen ausgeführt werden).
- Legen Sie die Handrücken auf Knie oder Oberschenkel, die Fingerspitzen von Daumen, Zeigefingern und Mittelfinger zeigen nach oben, Ringfinger und kleine Finger werden mit sanftem Druck zur Handmitte hin gebeugt.

Bei sehr hohem Blutdruck oder einer Erkrankung des Herzens sollte diese Mudra höchstens 30 Sekunden gehalten werden. Ansonsten können Sie die Übungsdauer bis auf fünf Minuten steigern.

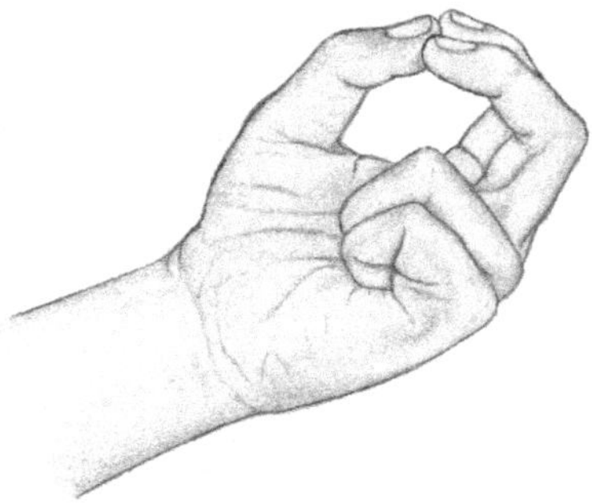

Kubera Mudra

Netra Mudra: Die Augen-Mudra

Es gibt – wie so meist – eine Vielzahl von Mudras für die Augen, viele mit dem Namen *Netra Mudra*, denn Netra ist das Auge. Die Handhaltung, die ich Ihnen hier vorstellen möchte, ist äußerst einfach in der Ausführung und doch zugleich äußerst wirkungsvoll.

Wirkung

Netra Mudra ist eine perfekte Übung zur Stärkung des Sehorgans, der Augenmuskulatur und der Sehfähigkeit. Sie stärkt den Fluss der Energie vom Auge über das Gehirn zu allen anderen am Sehprozess beteiligten Organen. Darüber hinaus erhöht diese Fingerhaltung die Produktion der Tränenflüssigkeit und die Befeuchtung der Augen, denn der Wasserhaushalt wird durch den Druck der Wurzel des kleinen Fingers (Wasser, Sie erinnern sich) mit dem Daumen (rechte Hand) angeregt. Links führen wir die Vyana Mudra aus, die den Kreislauf anregt und dadurch die Flüssigkeiten im Körper »pulsieren« lässt (eben auch die Flüssigkeit des Auges).

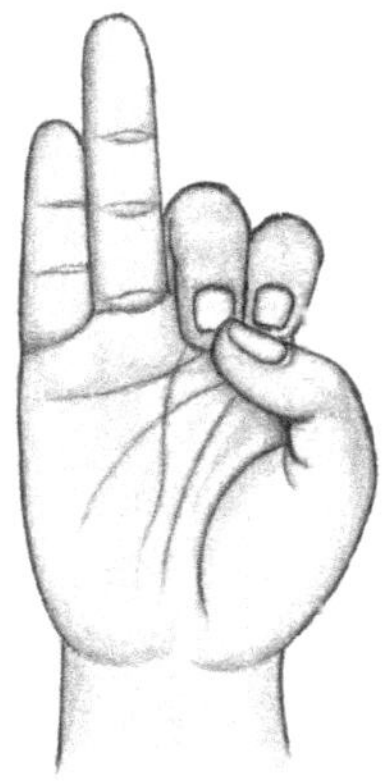

Linke Hand: Vyana Mudra

Ausführung

- Sie können diese Mudra in jeder beliebigen Körperhaltung ausführen: sitzend, stehend, gehend, selbst liegend.
- Mit der linken Hand führen Sie Vyana Mudra (siehe oben rechts) aus: Die Spitzen von Zeigefinger, Mittelfinger und Daumen berühren sich mit sanftem Druck, Ringfinger und kleiner Finger sind sanft gestreckt.
- In der rechten Hand pressen Sie für Netra Mudra mit der Daumenkuppe sanft und doch intensiv die Wurzel/das untere Glied des kleinen Fingers (siehe rechts).

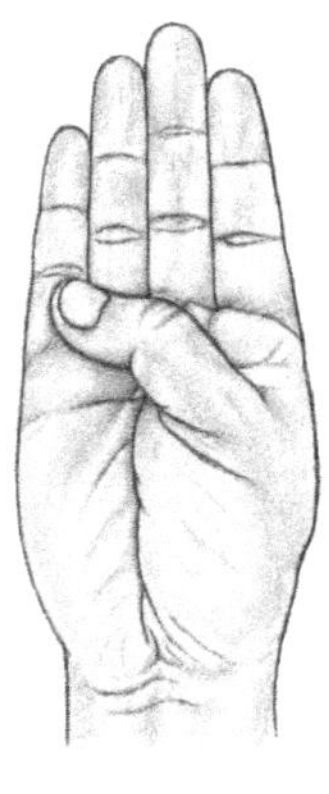

Rechte Hand: Netra Mudra

Mahashirsha Mudra: Das große Kopfsiegel

Maha bedeutet »groß«, aber auch »bedeutend, wichtig, mächtig«, *shirsha* bedeutet »Kopf«. *Mahashirsha Mudra* ist also eigentlich das »Siegel des großen Kopfes«. Da dieser Begriff bei uns aber häufig mit negativen Assoziationen besetzt ist, habe ich mich für obigen Namen entschieden. Es wäre aber sicher genauso richtig, diese Mudra als ein Siegel zu bezeichnen, das einen allzu wichtigen, allzu bedeutenden Kopf entlastet, einen Kopf oder Geist, der sich selbst zu wichtig nimmt (Swami Saradananda nennt diese Mudra die »Geste zur Entlastung eines hyperaktiven Geistes«).

Wirkung

Diese Mudra bewirkt eine Klärung des Geistes und beseitigt oder lindert zumindest Kopfschmerzen. Sie löst Spannungen im Allgemeinen und bringt die verschiedenen Energien des Körpers ins Gleichgewicht. Sie beseitigt Nebenhöhlenverschleimungen und -verstopfungen, Stauungen in der Stirnhöhle und lindert oder beseitigt Spannungen im Kopfbereich, vor allem auch in den Augen. Bei chronischen Kopfschmerzen sollten Sie diese Mudra drei Mal täglich fünf bis zehn Minuten durchführen. Mahashirsha Mudra ist darüber hinaus in akuten Stresssituationen äußerst hilfreich.

Ausführung

Durch eine kleine Veränderung kommen Sie von der Geste Kuberas, der Manifestation Ihrer Wünsche, zum »Siegel des (großen) Kopfes«, der Mahashirsha Mudra: Nur die Haltung eines Fingers ändert sich. Werden bei der Kubera Mudra kleiner Finger und Ringfinger zur Handmitte hin gebeugt, presst hier nur der Ringfinger *Talahridaya*, das Herzzentrum in der Handmitte, der kleine Finger wird sanft gestreckt. Die Fingerspitzen von Zeigefinger (Vayu, Luft) und Mittelfinger (Akasha, Äther/Raum) liegen mit sanftem Druck an der Daumenspitze (Agni, Feuer).

Diese Mudra kann stehend, sitzend oder im Liegen, aber auch bei einem kleinen Spaziergang praktiziert werden.

- Setzen Sie sich in eine Ihnen angenehme meditative Haltung (oder aufrecht auf einen Stuhl) und entspannen Sie sich.
- Legen Sie die Hände in den Schoß, die Handflächen zeigen nach oben.
- Schließen Sie die Augen, und entspannen Sie ganz bewusst Augen, Lippen und Kehle. Atmen Sie völlig entspannt.
- Richten Sie Ihre Achtsamkeit auf die Nabelgegend (Manipura Chakra).
- Legen Sie die Zunge nach hinten an den oberen Gaumen (Khechari Mudra, siehe Seite 124).
- Bringen Sie die Spitzen von Zeigefinger und Mittelfinger mit sanftem Druck zur Daumenspitze, pressen Sie mit der Spitze des Ringfingers die Handmitte (Talahridaya) und strecken Sie den kleinen Finger.
- Atmen Sie bewusst! Verlängern Sie – wie bei vielen Yogaübungen üblich – die Ausatmung, bis Sie das Verhältnis 4 : 8 (Einatmung : Ausatmung) erreichen. Spüren Sie bei jeder Ausatmung das Lösen jeglicher Anspannung.
- Halten Sie diese Mudra mit sanfter Atmung – wie oben beschrieben – 5 bis 20 Minuten.

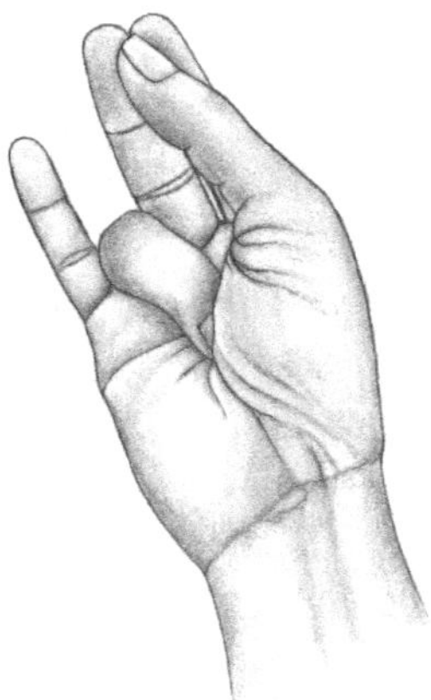

Mahashirsha Mudra

Vishnu Mudra: Das Siegel Vishnus

Durch das Üben in dieser Art - abwechselnd durch
den rechten und linken Nasengang -
wird das gesamte System des Nadis des Übenden gereinigt,
das heißt, es wird frei von Unreinheiten nach
drei Monaten oder mehr.

Hatha Yoga Pradipika 2,10

Diese Mudra ist Vishnu geweiht, dem alles Durchdringenden, dem Erhalter innerhalb der Trimurti, der Göttertrias aus Brahma (Schöpfer), Vishnu (Erhalter) und Shiva (Zerstörer). Ist die Ordnung der Schöpfung gestört, inkarniert er sich, um die göttliche Ordnung *(Dharma)* wiederherzustellen. Er ist der Herr mit den tausend Namen *(Sahashranaman)*, er ruht auf der Weltenschlange Shesha am Ende und am Anfang aller Zeit, er ist Rama und Krishna.

Wirkung

Diese Handhaltung findet vor allem im Yoga bei den Pranayamas (Atemübungen) Anwendung. Sie aktiviert die Energien der unteren drei Chakras - Muladhara, Svadhisthana und Manipura Chakra. Der Daumen beeinflusst das Feuerelement (Agni) und damit das Manipura Chakra, der kleine Finger steuert das Wasserelement (Jala) und das Svadhisthana Chakra, der Ringfinger regiert das Erdelement (Prithvi) und damit das Muladhara Chakra.

Bei den Pranayamas - vor allem bei Nadi Shodhana (Wechselatmung) zur Reinigung der Nadis - benutzt man diese Mudra, um die Atemströme von linkem und rechtem Nasenloch zu steuern (Beschreibung folgt in der Ausführung auf der nächsten Seite). Diese Atemübung dient dazu, inneres Gleichgewicht und Konzentration zu erwecken und zu erhöhen. Durch den Ausgleich zwischen linkem (lunarem, kühlendem) und rechtem (solarem, erwärmendem) Atemfluss wird dieses innere Gleichgewicht und darüber hinaus eine Harmonisierung der beiden Gehirnhälften erreicht. Die Nasendurchgänge und die damit verbundenen Nadis werden geöffnet und gereinigt, die Lebensenergie (Prana) wird aktiviert.

Diese Übung ist außerdem ein vorzügliches Mittel gegen allerlei Allergien, Heuschnupfen, Asthma und Erkältungskrankheiten.

Ausführung

- Setzen Sie sich in eine Ihnen angenehme meditative Haltung und entspannen Sie sich.
- Legen Sie die linke Hand in der Jnana Mudra (siehe Seite 43) auf das linke Knie.
- Schließen Sie den rechten Nasenflügel mit dem Daumen, Zeigefinger und Mittelfinger sind mit sanftem Druck zur Handfläche hin gebeugt.
- Atmen Sie durch das linke Nasenloch langsam und tief aus, dann wieder ein.
- Verschließen Sie nach abgeschlossener Einatmung die linke Nasenseite unmittelbar unter dem Nasenrücken mit Ringfinger und kleinem Finger.
- Öffnen Sie die rechte Nasenöffnung, und atmen Sie durch das rechte Nasenloch aus, dann wieder ein. Führen Sie die Übung fünf Minuten aus.

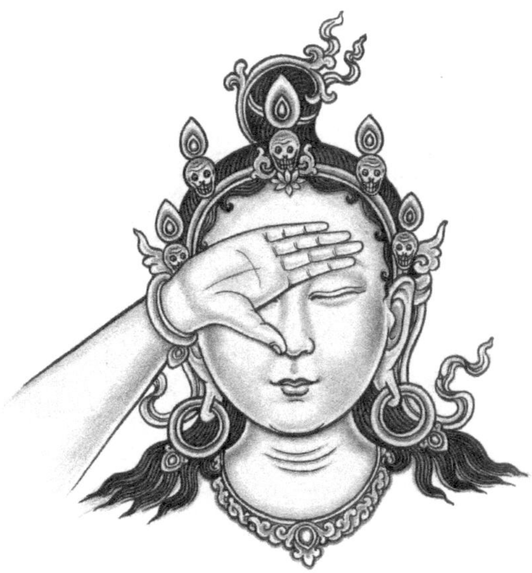

Vishnu Mudra mit Nadi Shodhana: Schritt 1

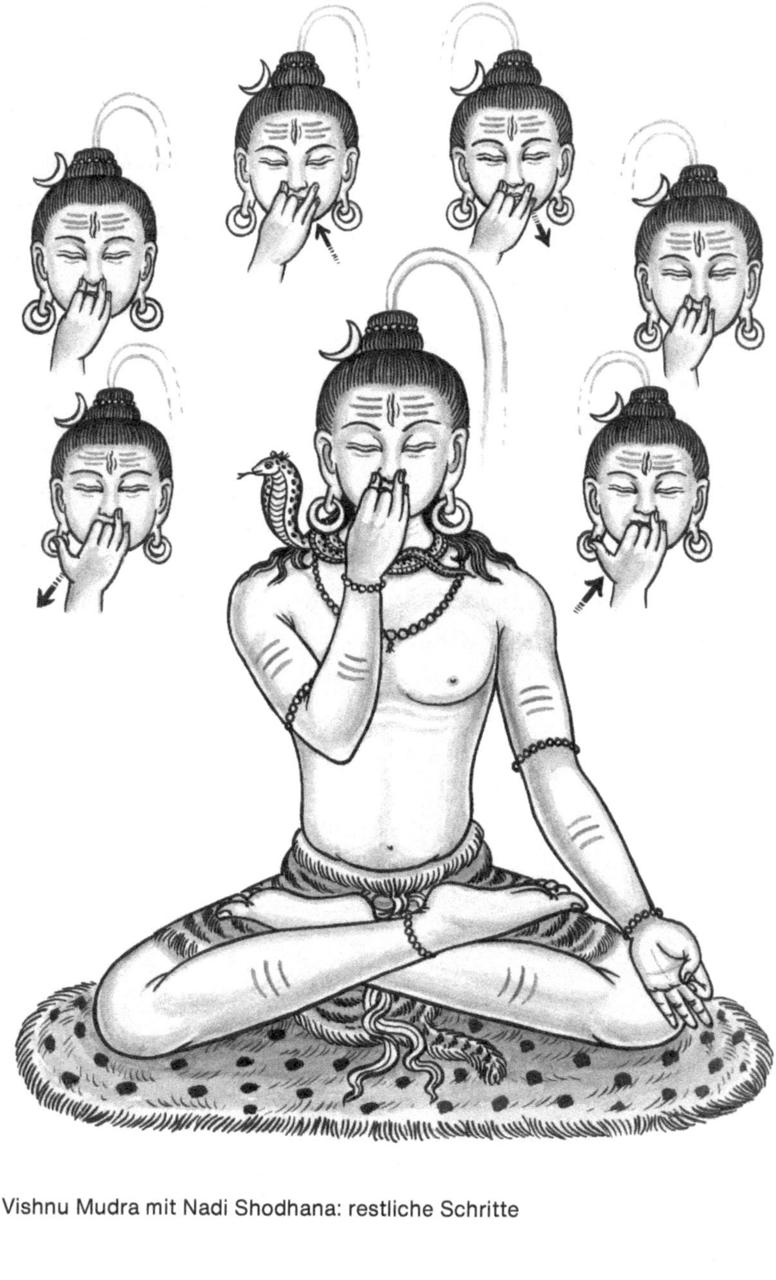

Vishnu Mudra mit Nadi Shodhana: restliche Schritte

Karana Mudra: Das Siegel der Harmonie

Auch diese Geste ist unter einer Vielzahl von Namen bekannt, neben dem oben genannten als das Instrument, der Schutz vor dem Bösen oder die Geste der Wahrnehmung, um nur einige wenige zu nennen. All diese unterschiedlichen Namen leiten sich von den Wirkungen dieser Mudra her: Der Sanskritbegriff *Karana* ist äußerst vieldeutig, bedeutet ebenso »Geist« wie »Feld«, »Samenkorn«, »Körper«, »Instrument«, »Werkzeug« oder »Übungsreihe«. All diese Begriffe deuten auf die Wirkungen dieser Mudra, dieses Siegels, hin. Denn diese Mudra dient als Instrument, um den Körper und die Umgebung, in der wir leben, zu reinigen, zu harmonisieren, legt den Samen für eine bessere Gesundheit etc.

Wirkung

Sie kennen diese Handhaltung vielleicht aus der Hardrock- und Heavy-Metal-Szene. Und in Italien hingegen ist die sehr ähnliche Mano cornuta gängig: Nach unten gerichtet, soll diese Handhaltung gegen den bösen Blick helfen, nach oben gerichtet verhöhnt sie den »gehörnten« Ehemann. Unsere Karana Mudra allerdings beseitigt negative Gedanken und Gefühle und treibt so »Dämonen« aus und räumt so scheinbare Schwierigkeiten aus dem Weg. Darüber hinaus entgiftet und entschlackt sie auch den Körper – sie ist ja auch aufs Engste mit Apana Mudra verwandt, dieser Reinigungsmudra par excellence (siehe Seite 59). Karana Mudra stärkt Harnwege und Nieren, Blase und Dickdarm, hilft bei Verdauungsproblemen und übermäßigem Schwitzen. Karana Mudra bringt Gelassenheit und Geduld und erhöht unsere Zuversicht. Die Elemente Erde (Prithvi, Ringfinger) und Äther (Akasha, Mittelfinger) werden vermindert, das reinigende Wasserelement (Jala, kleiner Finger) und das Luftelement (Vayu, Zeigefinger) werden gestärkt.

Ausführung

Diese Mudra wird meist nur mit der rechten Hand ausgeführt (die linke gilt in Indien als unrein), kann aber durchaus auch mit beiden Händen ausgeführt werden. Am besten wird diese Mudra im Sitzen ausgeführt, kann aber durchaus auch im Stehen, Liegen oder Gehen praktiziert werden.

- Setzen Sie sich in eine angenehme meditative Haltung oder aufrecht auf einen Stuhl und entspannen Sie sich.
- Legen Sie die Hände in den Schoß oder auf die Oberschenkel, die Handflächen nach oben.
- Beugen Sie Mittelfinger und Ringfinger sanft zur Handfläche hin, und drücken Sie mit dem Daumen - ebenfalls sanft - auf deren Nägel. Zeigefinger und kleiner Finger bleiben entspannt gestreckt.
- Bleiben Sie 5 bis 45 Minuten mit normaler Atmung in dieser Haltung.

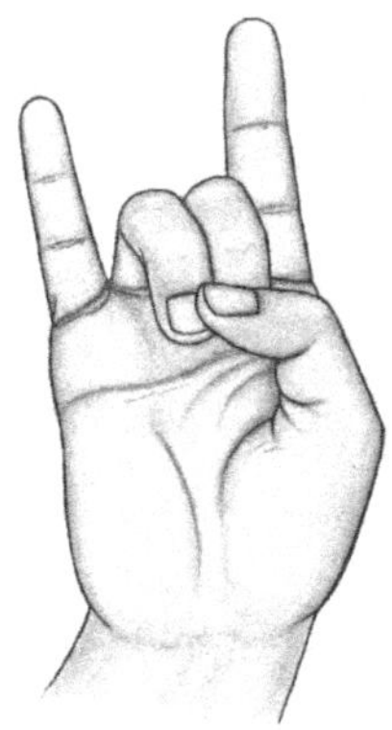

Karana Mudra -
das Siegel der Harmonie

Meao Mudra (Miau Mudra): Das Blutdruck-Siegel, das Siegel der Katze

Der Name dieses Siegels ist ein wenig raffiniert: Zum einen erinnert seine Lautmalerei an das Miauen einer Katze. So folgt man hier einer oft praktizierten Tradition der Namensgebung im Yoga, der Verwendung von Tiernamen zur Bezeichnung einer Übung: Tiger, Kamel, Frosch oder eben auch Katze. Zum anderen verweisen so manche Mudra-Kenner darauf, dieser Name sei eigentlich der japanischen buddhistischen Philosophie entnommen, in der der historische Buddha auch als Miyo bezeichnet wird. Dieser eigentlich weibliche Vorname bedeutet mancherlei, unter anderem auch »Berg«, denn statisch und ruhig wie ein Berg weilte der Buddha. So sollte auch *Meao Mudra* sein: statisch und ruhig.

Wirkung

Diese Mudra wirkt vor allem auch durch den starken Druck auf das Talahridaya, das (Herz-)Zentrum, in den Handflächen äußerst stimulierend. Nach den Lehren des Ayurveda ist dieses Zentrum die ordnende Intelligenz der Hand, das periphere Zentrum des Herzens selbst, es regiert alle Energiezentren (Marmas, siehe Seite 68), die ihren Hauptsitz im Herzen haben. Nicht umsonst heißt ein altes indisches Sprichwort: »Berühren sich die Hände, berühren sich auch die Herzen«. Schon allein deshalb würde eine traditionelle indische Frau niemals einem fremden Mann die Hand reichen.

Dieses Zentrum beeinflusst darüber hinaus Agni das Verdauungsfeuer und die daraus resultierende Energie sowie alle Körperfunktionen im oberen Bereich des Körpers. Es speichert Energie, verteilt sie und bewahrt unsere Stärke, es leitet die Lebensenergie Prana in die fünf Finger, es beseitigt Nervosität, Abgespanntheit und Unruhe, Verdauungsprobleme, nervöse Herzbeschwerden und Kreislaufstörungen und klärt den Geist. Es verleiht Gesundheit und Wohlergehen. Sie können dieses Energiezentrum (Marma) auch durch eine sanfte, ungefähr fünfminütige kreisförmige Massage im Uhrzeigersinn aktivieren und stärken.

Auch Meao Mudra, das Siegel der Katze, aktiviert und stärkt dieses wichtige Energiezentrum. Insbesondere beeinflusst diese Mudra (neben dem Geist) Herz, Lunge, Kreislauf, die Wärmerezeption der Haut, die Geschmeidigkeit von Herz und Lunge, und aktiviert die Selbstheilungskräfte des Körpers. Sie beseitigt oder lindert Unruhe und Nervosität, Abgespanntheit, Kummer und Sorgen, Verdauungsprobleme, Kreislaufbeschwerden, nervöse Herzbeschwerden und Schwindelgefühle. Insbesondere aber wird diese Mudra angewandt, um den Blutdruck zu normalisieren – zu niedrigen ebenso wie zu hohen.

Ausführung

Trotz dieser grandiosen Wirkungen ist die Ausführung dieses Siegels äußerst einfach:

- Setzen Sie sich in eine Ihnen angenehme meditative Haltung, vor allem Lotussitz (Padmasana), Einfache Stellung (Sukhasana), Diamantsitz (Vajrasana) oder aufrecht auf einen Stuhl.
- Schließen Sie die Hände zu Fäusten, die Handflächen zeigen nach oben.
- Graben Sie Ringfinger und Mittelfinger fest in die Handfläche (Talahridaya) ein.
- Öffnen Sie nun teilweise die Fäuste, indem Sie Zeigefinger, kleine Finger und Daumen strecken und möglichst gerade halten.
- Verweilen Sie in dieser Position (ruhig wie ein Berg) solange Sie mögen (15 bis 45 Minuten).
- Meao Mudra sollte nach Möglichkeit 30 bis 45 Minuten täglich ausgeübt werden, eventuell aufgeteilt in drei Sequenzen zu jeweils 15 Minuten.

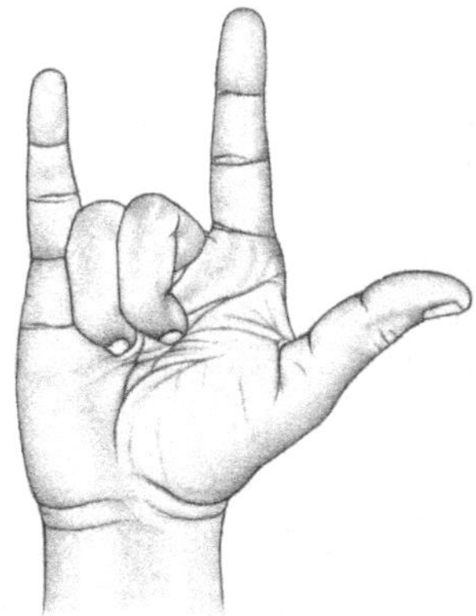

Meao Mudra

Mushti Mudra: Das Siegel der Faust

Mushti ist die Faust - ein Symbol für Wut, Zorn, Aggression, häufig aber auch Hilflosigkeit, Machtlosigkeit oder Schwäche. Wir alle kennen wohl dieses Gefühl von Ärger, Frustration, unausgesprochener Angst, Depression, manchmal sogar Hass. Doch helfen uns diese Gefühle nicht, sie schlagen uns auf den Magen, machen körperlich und geistig krank. Es hilft nicht, in diesem ohnmächtigen Zustand zu verharren wie das Kaninchen vor der sprichwörtlichen Schlange. Vielmehr ist es wichtig, diese Gefühle zu überwinden, besser noch umzuwandeln, denn die Kraft, die all die Wut, Angst und Aggression hervorruft, ist wahrhaft gigantisch, nur führt sie in die völlig falsche Richtung - oft genug gegen uns selbst. Wir müssen also die Blickrichtung ändern, die unserer Wut innewohnende Kraft und Stärke ins Positive wandeln, all den aufgestauten Ärger, all die unerwünschten Emotionen, die unsere körperliche und geistige Gesundheit beeinträchtigen, transzendieren, besser noch: umkehren. Mushti Mudra ist ein einfacher Weg, diese fehlgeleiteten Emotionen loszulassen, zu überwinden, zu heilen. Der Mythologie zufolge stammt diese Mudra von Vishnu, der sie benutzte, als er mit den Dämonen *(asuras)* Madhu und Kaitapha kämpfte, die die Veden gestohlen hatten.

Wirkung

Mushti Mudra aktiviert die Verdauungsorgane, insbesondere die Energie der Leber und des Magens, sie fördert die Verdauung und hilft bei Verstopfung, lindert vorhandene negative Emotionen, beseitigt Verspannungen, unterstützt die Überwindung negativer Gedanken und befreit von Sorgen. Sie beseitigt oder lindert Herzbeschwerden und hilft, den Blutdruck zu senken. Diese Mudra gilt unter anderem auch als veritables Mittel gegen Schmerzen. Wann immer Sie negative Emotionen verspüren, praktizieren Sie diese Mudra fünf bis zehn Minuten lang. Vor allem wenn Sie diese Mudra nach dem Essen praktizieren, verbessert sie die Verdauung.

Ausführung

Die hierzu erforderliche Mudra ist äußerst einfach:

- Schließen Sie die Hand zur Faust, sodass der Daumen außen bis über den Ringfinger reicht.
- Diese Mudra kann im Stehen, Knien, Sitzen oder Gehen angewandt werden. Erfahren Sie die aggressionsabbauende Wirkung am besten am eigenen Leib: Schon das entspannte Halten dieser Mudra ist oft äußerst wirksam.

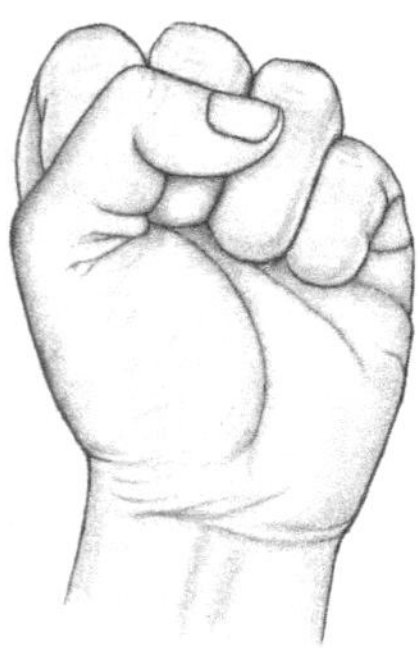

Mushti Mudra – das Siegel der Faust

Mushti Mudra Variation

Eine Variation dieser Mudra, wie sie vor allem von Pandit Rajnikant Upadhaya in der Mudra Vigyan, der »Wissenschaft von den Fingerhaltungen«, empfohlen wird, besteht darin, die in Mushti Mudra zur Faust geballte Rechte, wie in der Zeichnung ausgeführt, mit dem Handballen, dem gebeugten kleinen Finger unten, auf der Spitze des Kopfes, dem Sahasrara Chakra, zu platzieren. Hierdurch werden »alle Sorgen, Nöte und Probleme zerstreut. Mushti Mudra wird praktiziert, um Hindernisse unterschiedlicher Herkunft und Art zu beseitigen«, sagt Pandit Rajnikant Upadhaya, ein indischer Mudra-Experte.

Shakti Mudra: Das Siegel Shaktis, der Göttin der Lebensenergie, das Siegel kosmischer Energie

Shakti bedeutet wörtlich »Kraft« oder »Energie« und steht für die weibliche Urkraft des Universums. Alle Göttinnen werden im Hinduismus als eine Form Shaktis angesehen.

Wirkung

Der Hauptvorteil dieser Mudra ist ihre beruhigende und entspannende Wirkung auf den gesamten Körper und der Abbau von mentalem Stress. Dieses Siegel wird auch angewendet, um die Organe des Beckens und die Beckenmuskulatur zu entspannen. Sie beruhigt Körper und Geist, lindert psychische Spannungen, heilt Schlaflosigkeit und führt zu tiefem, ruhigem Schlaf. Sie reduziert Krämpfe in den Organen des unteren Bauchraums, löst Beckenverspannungen und vertieft die Atmung im unteren Brustbereich. Sie heilt körperliche und emotionale sexuelle Traumata, schafft eine kraftvolle Verbindung zu allem göttlich Weiblichen, zu den Mondzyklen (ebenso wie dem Zyklus der Frauen), den Gezeiten und unzähligen anderen Kreisläufen der Natur. Diese Mudra harmonisiert Kapha, das von Wasser (kleiner Finger) und Erde (Ringfinger) gebildet wird, und leitet die Energie des Muladhara Chakras nach oben.

Ausführung

- Platzieren Sie Ihre in Anjali Mudra (siehe Seite 143) gefalteten Hände vor der Brust (Anahata Chakra), die Daumen liegen am Brustbein an.
- Spreizen Sie leicht die Finger. Die Spitzen der Ringfinger und der kleinen Finger berühren sich weiterhin mit sanftem Druck.
- Öffnen Sie die Handflächen leicht. Beugen Sie die Daumen nach innen in die Handflächen und umschließen Sie die gebeugten Daumen mit den Zeige- und Mittelfingern.

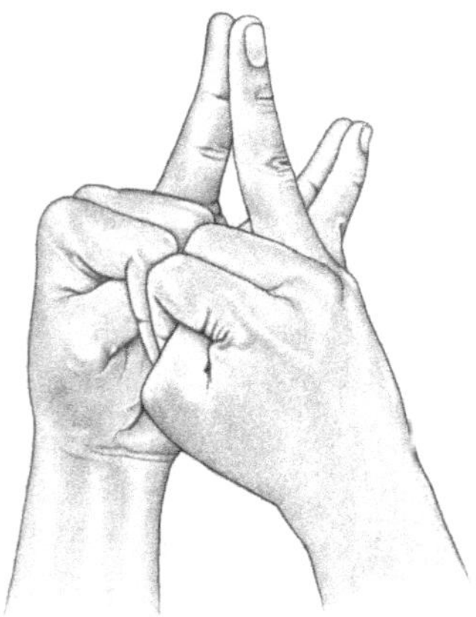

Shakti Mudra

Prshtha(ka) Mudra: Das Siegel des Rückens, die Rückenschmerzgeste

Prshthaka (prishthaka, prushthaka) ist der Rücken, Prshthaka Mudra also das Siegel des Rückens.

Wirkung

Da diese Mudra vor allem bei Rückenschmerzen angewendet wird, wird sie häufig auch als Rückenschmerzgeste bezeichnet. Diese Mudra heilt vor allem Rückenschmerzen, die durch Verspannungen verursacht wurden, was bei rund 90 Prozent aller Beschwerden der Fall ist. Sie reduziert Muskelverspannungen und Krämpfe, lindert im Rücken gespeicherte negative Emotionen und gleicht die Energien im Körper aus. Darüber hinaus wirkt sich diese Mudra vorteilhaft auf Zirbeldrüse (Epiphyse) und Hirnanhangsdrüse (Hypophyse) aus.

Ausführung

Nehmen Sie sich für diese Übung - wie für die meisten Mudras - mindesten drei Minuten Zeit, am besten 10 bis 15 Minuten. Noch effektiver wirkt Prshtha Mudra, wenn sie zusammen mit Atemübungen (Pranayamas) und Meditation praktiziert wird. Sie können diese Mudra im Stehen, Gehen, Sitzen oder Liegen ausführen. Bei akuten Rückenschmerzen empfiehlt es sich, diese Mudra in einer rückenentlastenden Stellung auszuführen. Legen Sie sich zum Beispiel hierzu auf einer Matte auf den Rücken und lagern Sie Füße und Unterschenkel auf einen Stuhl.

Wenn Sie im Sitzen üben:

- Setzen Sie sich aufrecht in eine Ihnen angenehme meditative Haltung (oder aufrecht auf einen Stuhl).
- Entspannen Sie die Muskulatur von Oberkörper und Schultern.
- Schließen Sie die Augen und atmen Sie gleichmäßig langsam und tief durch die Nase ein und aus.
- Formen Sie mit der linken Hand Jnana Mudra (siehe Seite 43 und Abbildung rechts),, die Spitzen von Daumen und Zeigefinger berühren sich, die restlichen Finger sind leicht gestreckt, die Handfläche zeigt nach oben. Diese Handhaltung verstärkt die Wirkungen der mit der Rechten ausgeführten Rücken-Mudra, da sie ja den Pranafluss nach außen umkehrt und die Energie zurück in den Körper lenkt.
- Bei der rechten Hand berühren sich die Fingerspitzen von Daumen, Mittelfinger und kleinem Finger, Zeigefinger und Ringfinger sind sanft gestreckt.

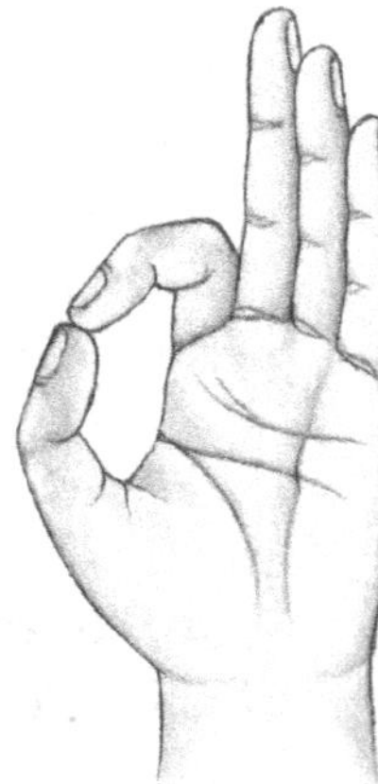

Linke Hand: Jnana Mudra

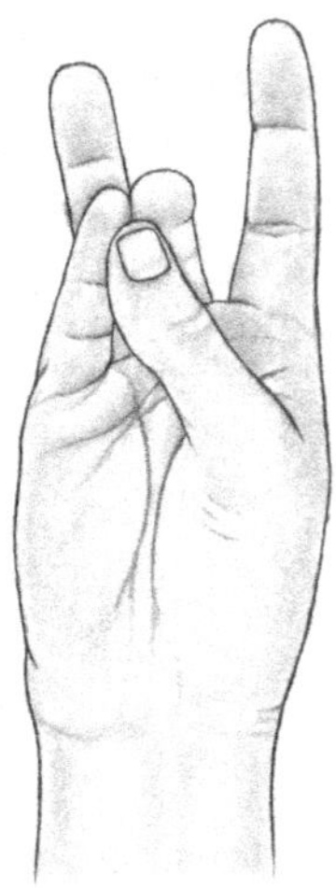

Rechte Hand: Prshtha Mudra

Wenden Sie diese Mudra täglich mindestens dreimal an, um eine entsprechende Wirkung zu erzielen.

Gulpha Mudra: Die Geste der Gelenke

Gulpha sind die Knöchel und Gelenke. Wenn Gelenke schmerzen, liegt das häufig an einer Störung des Vayu/Vata-Haushalts, daher hilft hier oft Vayu Mudra (siehe Seite 45). Eine spezielle Mudra zum Energieausgleich in den Gelenken ist die Gulpha Mudra. Dies ist eine Kombination zweier Ihnen schon bekannter Mudras: Prithvi Mudra und Akasha Mudra (siehe Seite 36 und 40). Durch Prithvi Mudra werden die festen Bestandteile Ihrer Gelenke gestärkt, durch Akasha Mudra deren Hohlräume.

Wirkung

Gulpha Mudra »entsäuert« die Gelenke und lindert – lange genug ausgeführt – unter Umständen sogar die Auswirkungen von Arthrose. Sie sollten die Übung im akuten Krankheitsfall vier- bis sechsmal täglich jeweils 15 bis 30 Minuten ausführen.

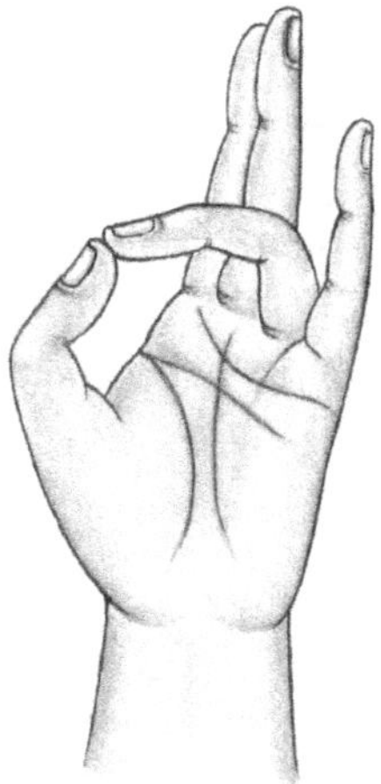

Rechte Hand: Prithvi Mudra (Daumen und Ringfinger)

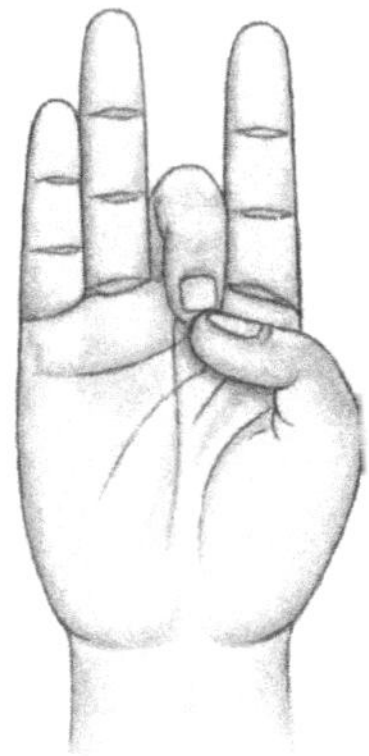

Linke Hand: Akasha Mudra (Daumen und Mittelfinger)

Mudras des Hatha Yoga

Viele der hier beschriebenen Mudras wie Gyana Mudra, Jnana Mudra oder Dhyana Mudra, um nur einige zu nennen, werden auch im traditionellen Hatha Yoga verwendet. Oftmals handelt es sich bei den Mudras des Hatha Yoga um eine Verbindung von Körperhaltungen (Asanas), Verschlüssen (Bandhas) und Atemtechniken (Pranayamas), oftmals aber auch um einfache Handhaltungen (Hastas). Das Ziel indes ist stets dasselbe: eine »Ausdehnung von Bewusstheit und Vertiefung der Konzentration«.*

Drei heute noch erhaltene autoritative Yogaschriften aus längst vergangenen Tagen beschäftigen sich unter anderem mit Mudras: Die Hatha Yoga Pradipika aus dem 14. Jahrhundert beschreibt zehn Mudras, die Gheranda Samhita aus dem 17. Jahrhundert 25 und die Shiva Samhita (um 1700) nennt zehn Mudras, wobei nur neun näher beschrieben werden. Die zehnte, Vajroli, galt als zu obszön, um näher beschrieben zu werden. Als ich vor vielen Jahren zum ersten Mal in einem meiner Yogabücher über diese Übungen schrieb, und sie mein leider viel zu früh verstorbener Freund und Illustrator, Deepak Joshi – Yogin und Yogalehrer auch er – zeichnerisch darzustellen versuchte (natürlich konnte man gar nichts in dem Sinne darstellen, vollzieht sich doch das eigentliche Geschehen im Inneren), wollte meine damalige Lektorin diese Übung aus ebendiesem Grund zunächst nicht in einem »seriösen« Yogabuch veröffentlichen. Inzwischen waren wir aber immerhin im 20. Jahrhundert angekommen. Die Lektorin ließ sich schließlich umstimmen, und so gelangte diese Übung denn schließlich doch noch in das entsprechende Buch.

Die folgende Mudra – besser vielleicht Mudra-Reihe – passt meiner Ansicht nach besonders gut in unsere Zeit, in der so einiges aus dem Gleichgewicht geraten scheint. Und so stelle ich diese kleine »Übungsreihe« ans Ende dieses Büchleins: für Ihre tägliche Praxis. Sie stärkt den inneren Frieden und – hoffentlich – auch den Frieden in der Welt …

---

* Swami Satyananda Saraswati, Asana Pranayama Mudra Bandha, Munger, Bihar, India 1969.

Shanti Mudra/Prana Mudra: Das Siegel des Friedens

Diese Mudra wird häufig – vor allem im Hatha Yoga – auch als Prana Mudra, die Geste der Lebensenergie, bezeichnet. Da wir aber schon eine andere Mudra als Prana Mudra bezeichnet haben (siehe Seite 57), nennen wir diese Mudra im weiteren Verlauf Shanti Mudra, die Geste des Friedens. Diese Mudra, bei der es sich eigentlich um eine Reihe handelt, ist eine recht komplexe Kombination aus Mudras, Asana, Pranayama und Meditation, also aus Handhaltungen, Körperhaltungen, Atemübungen und Meditation.

Ein kurzer Exkurs zu Prana (siehe auch ab Seite 52): Prana ist die Essenz des Atems, die reine Lebenskraft an sich, die feinstoffliche Energie der Luft, die kosmische Energie, die den ganzen Körper durchdringt, die Kraft, die allen Wesen innewohnt, dem Lebenshauch, dem Odem vergleichbar. Sie strömt nach innen, bewegt sich vor allem im Brust- und Kopfbereich zwischen Kehlkopf und oberem Zwerchfell und steuert die gesamte Atmung, aber auch die Nahrungsaufnahme (siehe Seite 54). Diese Kraft wird bei der Shanti-Mudra-Folge gestärkt. Shanti ist innere und äußere Ruhe und Stille, der Frieden mit uns selbst, mit unseren Mitmenschen, der ganzen Schöpfung, die Leidenschaftslosigkeit, das Ruhen der Sinne. Diese Kombination mehrerer Einzelpositionen wird auch Shanti Path(a) genannt, der »Weg des Friedens«.

Shanti-Mudra beinhaltet:

- Mula Bandha, den »Wurzelverschluss«, einen der Verschlüsse (Bandhas) des Hatha Yoga (siehe Seite 124),
- Bhairava/Bhairavi Mudra (siehe Seite 86),
- Meditative Sitzhaltung (Sukhasana, Lotussitz oder Ähnliches),
- Chakra-Meditation (siehe ab Seite 67: Die Welt der Chakras)

So manche Yogastunde beginnt und/oder endet mit dieser kurzen Meditation. Zunächst folgt die Beschreibung der Bestandteile von Shanti Mudra:

Mula Bandha

Mula Bandha ist die Kontraktion (Bandha) des Wurzelchakras (*mula*: Wurzel) durch ein Zusammenziehen des Analschließmuskels. Durch diesen Beckenbodenverschluss wird die Lebensenergie (Prana) nach oben getrieben, die Sushumna als eine der Hauptnadis (siehe Seite 76) geöffnet.

- Setzen Sie sich hierzu in eine Ihnen angenehme meditative Haltung, vorzugsweise Sukhasana (die Einfache Stellung/Schneidersitz) oder Padmasana (Lotussitz), und kontrahieren Sie Ihren Afterschließmuskel.

Chakra Meditation

Eine vollständige Ausführung der Shanti Mudra schließt eine Chakra-Meditation ein (siehe ab Seite 67).

Shanti Mudra Pranayama

Setzen Sie sich in eine Ihnen angenehme meditative Haltung (oder aufrecht auf einen Stuhl), die Hände liegen in Bhairava/Bhairavi Mudra (siehe Seite 86) oder Dhyana Mudra (siehe Seite 84) im Schoß.

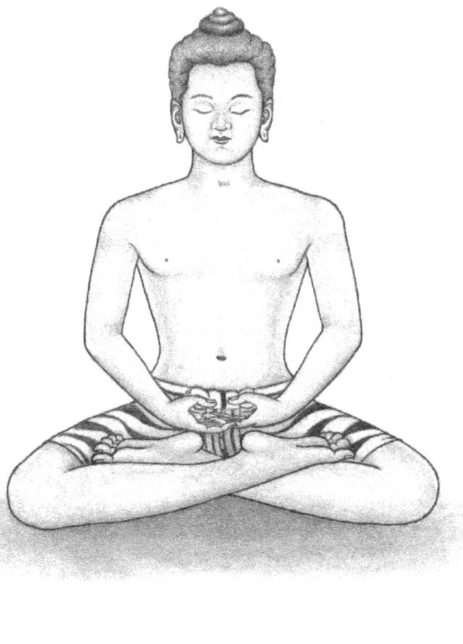

- Schließen Sie die Augen und entspannen Sie sich.
- Atmen Sie mehrere Male tief ein und aus.
- Atmen Sie nun so tief wie möglich aus, ohne Gewalt anzuwenden, kontrahieren Sie am Ende Ihrer Ausatmung die Bauchmuskulatur (Uddiyana Bandha, der Verschluss des Bauchraums).
- Führen Sie in ausgeatmetem Zustand Mula Bandha, die Beckenbodenkontraktion, aus.
- Halten Sie den Atem an, richten Sie Ihre Achtsamkeit auf das Muladhara Chakra und bleiben Sie, solange es Ihnen anstrengungslos möglich ist, in dieser Position:
  - ausatmen, Kontraktion des Bauchraumes (Uddiyana Bandha),
  - Beckenbodenkontraktion (Mula Bandha),
  - Bhairava/Bhairavi Mudra oder Dhyana Mudra.
- Lösen Sie Mula Bandha und entspannen Sie das Zwerchfell.
- Atmen Sie langsam und tief ein und führen Sie erst die Hände über das Sakralzentrum (Svadhisthana Chakra) zum Nabel (Manipura Chakra).

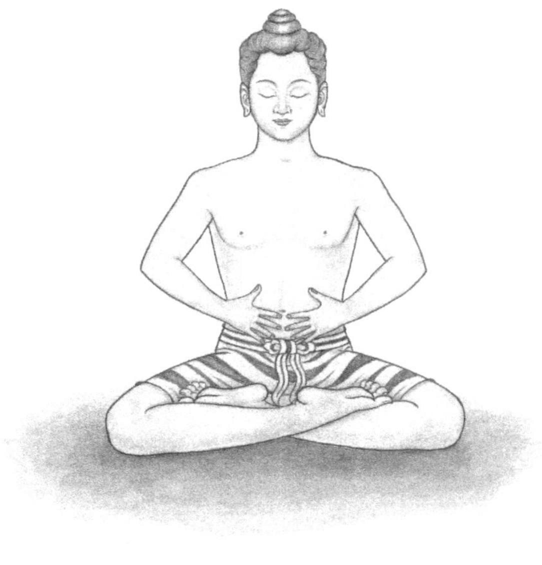

- Führen Sie bei weiterer Einatmung die Hände in die Gegend des Herzens (Anahata Chakra).

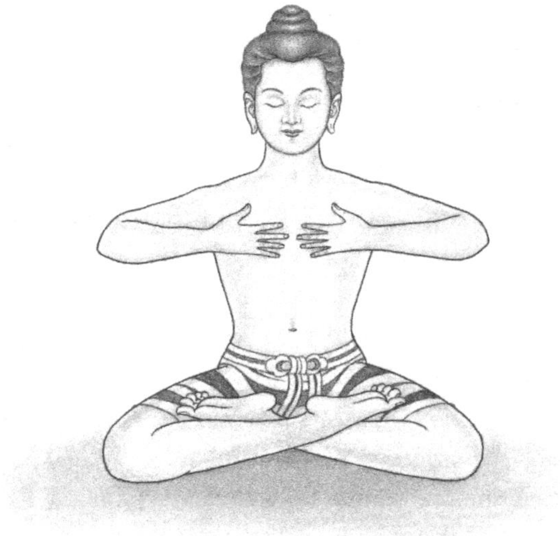

- Heben Sie leicht die Schultern, während Sie weiteratmen und die sanft geöffneten Hände zum Hals (Vishuddha Chakra) führen.

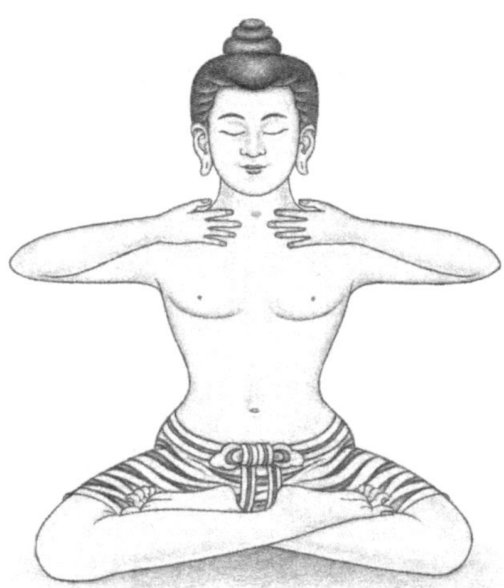

- Halten Sie nun den Atem an und breiten Sie die Arme zur Seite hin aus. Die Handflächen zeigen nach oben, sind kelchförmig geöffnet (Sie können hierbei auch Jnana Mudra ausführen, wenn Sie diese Mudra gewohnt sind und Ihnen dies gefällt). Die Hände befinden sich in der Endstellung etwas über der Stirn, die Arme leicht gebeugt.

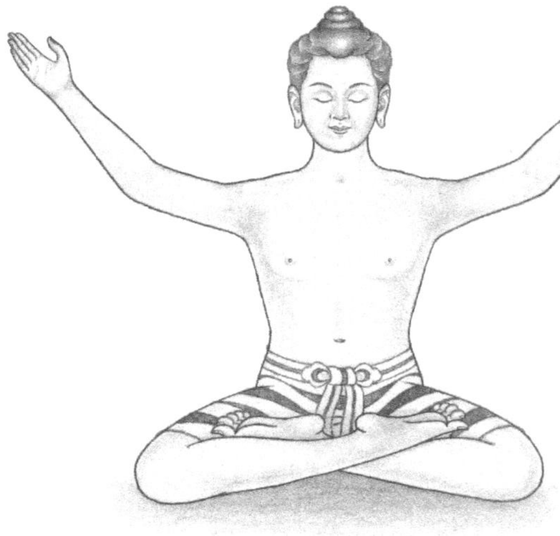

- Nehmen Sie wahr, wie Prana wellenartig weitersteigt, zum Stirnzentrum (Ajna Chakra), zum Bindu Chakra, einem feinstofflichen Energiezentrum unter dem Haarwirbel am Hinterkopf, schließlich zum Scheitelzentrum (Sahasrara Chakra).
- Halten Sie den Atem an, solange Ihnen dies anstrengungslos möglich ist. Nehmen Sie das reine Licht wahr, das von Ihrem Kopf ausstrahlt, den tiefen Frieden.
- Kommen Sie langsam ausatmend in umgekehrter Reihenfolge zur Ausgangsstellung zurück. Richten Sie Ihre Aufmerksamkeit am Ende der Ausatmung wieder auf das Wurzelzentrum (Muladhara Chakra), führen Sie nochmals die Beckenbodenkontraktion (Muladhara Bandha) aus.
- Entspannen Sie Körper und Geist, und atmen Sie langsam und regelmäßig weiter.

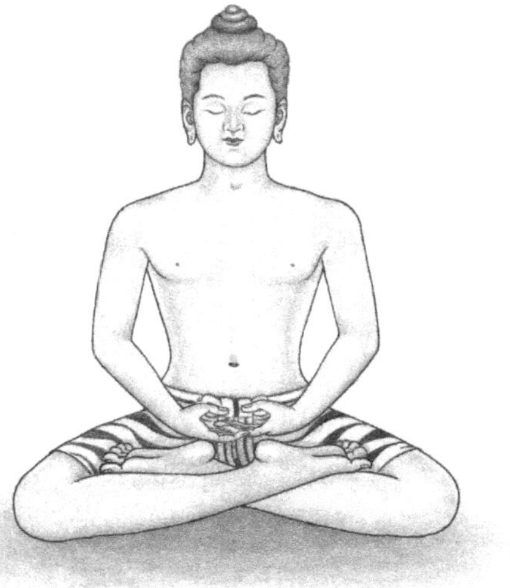

Beachten Sie: Die Hände bewegen sich stets synchron zur Atmung und damit der Bewegung Pranas. Richten Sie Ihre Achtsamkeit auf den An- und Abstieg Pranas durch die einzelnen Chakras, vom Muladhara Chakra zum Sahasrara Chakra und zurück. Vergessen Sie nicht, Prana am Ende wieder zum Muladhara Chakra zurückzuführen.

Mit fortwährender Übung können Sie die Dauer der Einatmung *(Puraka)*, der Atempause *(Kumbhaka)* und der Ausatmung *(Rechaka)* langsam ausdehnen, aber ohne sich zu überfordern.

Im *Vinjana Bhairava*, einem der Haupttexte des *kashmirischen Shivaismus* (ca. 6. vorchristliches Jahrhundert), erläutert Shiva seiner Shakti 112 Meditationsmethoden, göttliches Bewusstsein zu erlangen. Vers 67 dieses Werkes lautet:

Wenn man das Ausfließen aller Sinnesorgane
durch die aufsteigende Atemenergie allmählich zur Ruhe bringt,
dann erfährt man im Augenblick der Berührung,
die sich wie das Krabbeln von Ameisen anfühlt,
*das höchste Glück.**

---

* Übersetzung: Bettina Bäumer, Vijnana Bhairava – Das göttliche Bewußtsein, Verlag der Weltreligionen, Suhrkamp, Frankfurt am Main 2008

Mit dem nun folgenden – etwas längeren – Friedensmantra aus dem *Yajur Veda* beginnt und/oder endet in vielen Ashrams Asiens die tägliche Yogarunde. Der große indische Heilige Swami Shivananda sagte einst: »Mantras sind mächtige Mittler der direkten Erfahrung höchster Wirklichkeit, die uns von jenen Weisen aus alten Zeiten überliefert wurden.« Die Wirkung dieser »Worte der Kraft«, die wortgetreu den Geist schützen (von *manas*: Geist, und *tra*: schützen), geht darauf zurück, dass sie in alten Zeiten auf der sogenannten *ritam*-Ebene, der Ebene göttlicher Wahrheit, empfangen wurden – und zu ihr zurückführen. Diese Ebene höchster Wahrheit kann im Zustand des Samadhi, dem Ziel aller Meditation, erfahren werden.

Die Arbeit mit Mantras verläuft in drei aufeinander folgenden Zuständen zunehmender Subtilität. Je näher wir dem Ursprung allen Denkens, der Quelle der Gedanken, kommen, desto feiner werden die Schwingungen, desto kraftvoller, wirksamer. Die erste Stufe – *vaikhari japa* – ist das gesprochene Wort, die laute Wiederholung des gewählten Mantras. Dann wird das Mantra flüsternd wiederholt. Dies bezeichnet man als *upamsu japa*. Die dritte, subtilste und mächtigste Stufe ist *manasika japa*, die geistige Wiederholung des Mantras (siehe Seite 72). Es gibt zwei Arten von Mantras: sogenannte Mantras mit Eigenschaften (*Saguna Mantras*) und Mantras ohne Eigenschaften (*Nirguna Mantras*).

Die Saguna Mantras sind in der Regel die Namen von Göttinnen oder Göttern (wie das auch bei uns sehr bekannte Hare Krishna Mantra) oder benennen ihnen zugeschriebene Eigenschaften. Im Gegensatz zu den Saguna Mantras sind die Nirguna Mantras Klänge ohne Eigenschaften, also ohne direkte Beziehung zu einer Gottheit, ja häufig ohne konkrete Bedeutung, deren bekanntestes zweifelsohne der Urklang an sich ist, das OM. Weitere wichtige Nirguna Mantras sind die Keimsilben (Bija Mantras) der Chakras (siehe Übersicht ab Seite 131).

Friedensmantra

om dyauh shantir antarikshamshanti
prithvi shantir apah shantir
oshadhayah shanti
vanashpatayah shanti
vishve devah shanti
brahma shanti
sarvam shanti
shantir eva shanti
sa ma shantir edhi
om shanti shanti shantih

Eine mögliche Übersetzung beziehungsweise Deutung des Friedensmantras:

OM. Frieden sei im Himmel, Frieden sei im Raum (zwischen Himmel und Erde).

Frieden sei in der Erde, Frieden sei im Wasser, Frieden sei in den Pflanzen.

Frieden sei in den Bäumen, Frieden sei in Göttern, Frieden sei in Brahman.

Frieden durchdringe alles, Frieden allein ist Frieden.

Mögen wir diesen Frieden verwirklichen.

OM, Frieden, Frieden, Frieden.

Ein weiteres Friedensmantra, treffender auch: Mantra der Fülle, mit einer Vielzahl von Melodien unterlegt und vorgetragen, lautet:

om purnam adah purnam idam
purnat purnam udachyate
purnashya purnam adaya
purnam eva vashishyate
om shanti, shanti, shantih

Deutung/Übersetzung:

OM. Dieses ist Fülle und jenes ist Fülle,
Aus Fülle ward Fülle geboren,
Entnimmt man der Fülle Fülle,
Bleibt immer noch Fülle zurück.
OM. Frieden, Frieden, Frieden.

Nun bleibt mir Ihnen am Ende dieses Buches, viel Freude und Erfolg bei Ihrer Arbeit mit den enthaltenen Mudras und Meditationen zu wünschen!

Im nun folgenden Anhang finden Sie noch einmal alle Mudras, ihre Wirkungen, ein Beschwerderegister, die Chakras und vieles mehr aufgelistet, damit Sie schnell nachschlagen und den Inhalt dieses Buches praktisch für sich nutzen können.

Sarva Mangalam (allen Freude)
Ihr Volker Christmann
OM shanti, shanti, shantih

Anhang

Mudras und ihre Wirkungsbereiche (nach Kapiteln geordnet)

Ansicht	Mudra	Wirkungsbereiche/ Beschwerdebilder
Mudras und die Welt der fünf Elemente		
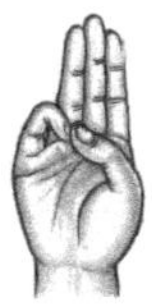	***Jala Mudra***	***Svadhisthana Chakra*** Flüssigkeitshaushalt, Blutkreislauf, Lymphsystem, Reproduktionsorgane, Geschmackssinn, Selbstakzeptanz, Kreativität, Gefühle, Instinkt, Intuition
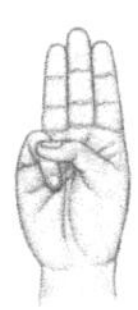	***Jala Shaamak Mudra***	übermäßiges Wasserlassen, Bettnässen, Fettleibigkeit, übermäßiger Speichelfluss, Übersäuerung, Durchfall, Blutergüsse (vor allem in den Gelenken), feucht-kalter Körper, exzessive Menstruation, Hydrozele (Wasserbruch) etc.
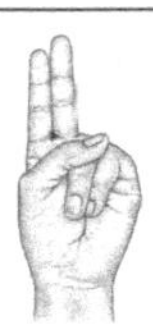	***Mutrashaya Mudra***	Wasserbauch (Aszites), übermäßiges Wasserlassen, Lymphstau (Elefantiasis), Schwellungen in Gesicht und Händen, übermäßiger Speichelfluss, laufende Nase und wässrige Augen, Menstruationsstörungen, Übersäuerung, Diabetes, Hämorrhoiden und Nierenerkrankungen
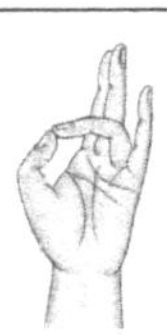	***Prithvi Mudra***	***Muladhara Chakra*** Vitalität, Verdauung, Nägel, Haare, Muskeln, Knochen, Haut, Fettleibigkeit, Haarausfall, Erkältungen, Husten, Fieber, Diabetes

Ansicht	Mudra	Wirkungsbereiche/ Beschwerdebilder
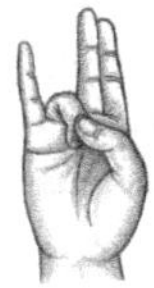	***Prithvi Shaamak/ Surya Mudra***	Fettleibigkeit, Körpertemperatur (vor allem Haut, Hände und Füße), Stress und Cholesterin, Diabetes, Leber, Augenprobleme, Schilddrüse (Unterfunktion), Reizmagen, Verstopfung
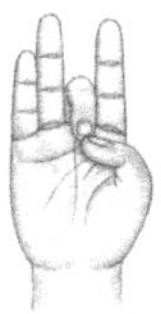	***Akasha Mudra***	Stoffwechselausscheidungsprozess, negative Gefühle, Angst, Sorgen, entgiftet den Körper durch Atmung, Schweiß, Urin und Stuhlgang. Völlegefühl, Verstopfung, Kopfschmerzen, Migräne, Nebenhöhlenentzündungen, Ohrenentzündungen, Asthma, Bronchien, Brust, Angina pectoris, Herz, Bluthochdruck, Meditation, Gefühle, Gedanken, Intuition, Achtsamkeit, Zähne, Gleichgewichtssinn
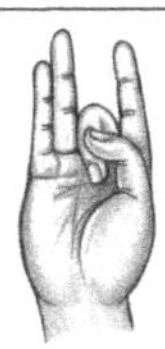	***Akasha Shaamak Mudra***	Ohrprobleme, Taubheit, schwache Knochen, Herzkrankheiten, Schleimhäute, Halsprobleme, Schilddrüsenprobleme, verjüngt
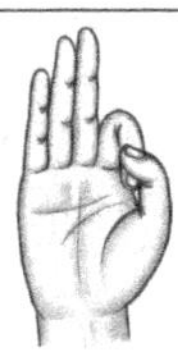	***Vayu Mudra***	Konzentrationsfähigkeit, nervöse Spannungen, Kreislauf, Nervensystem, Gehirn, Schlaflosigkeit, Gedächtnismangel, Depressionen, Intelligenz, Spiritualität, Glücksgefühl
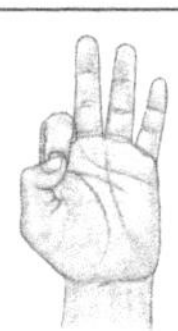	***Vayu Shaamak Mudra***	Gicht, Arthritis, Gelenkschmerzen, Lähmungen, Parkinson, Ischias, Kreislauf, Stress, Angst, Konzentrationsstörungen, Ruhelosigkeit, Schlaflosigkeit, Schwindelgefühl, epileptische Anfälle, Zittern, Veitstanz (Chorea), Ischias, Atemlosigkeit

Ansicht	Mudra	Wirkungsbereiche/ Beschwerdebilder
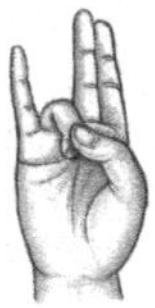	***Surya/Prithvi Shaamak Mudra***	Kältegefühl, Verdauungsprobleme, Lebensmittelunverträglichkeiten, Störungen des Zuckerhaushaltes (Diabetes), Muskelkrämpfe, Essstörungen, Sehsinn
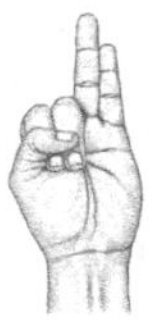	***Vata Shaamak Mudra***	Müdigkeit, mangelnde Ausdauer, Unentschlossenheit, Angst, Vergesslichkeit, Schlaflosigkeit, Schmerzen, Taubheit in verschiedenen Körperteilen, unsicherer Gang, unsicheres Sprechen, trockene, rissige Haut, Nägel und Haare, trockene Augen, Untergewicht, Blähungen, Verstopfung, Schwindel, Reizdarmsyndrom, kalte, trockene Hände und Füße, knackende Gelenke, frühzeitige Hautalterung, schwankender Appetit, Gedächtnis, Untergewicht, Arthrose, Schwindelgefühle (Vertigo), Lähmungen, Depressionen, Morbus Parkinson
Mudras und die Welt der fünf Winde *(Pranas)*		
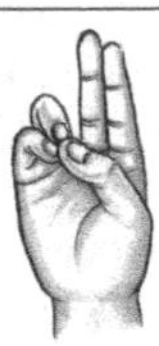	***Prana Mudra***	Kräftigung der Lebensenergie, stimuliert den gesamten Körper, beseitigt Nervosität und Blockaden in den Venen, hilft gegen chronische Müdigkeit allgemeine Schwäche und mentalen Stress, Ruhelosigkeit, stärkt Aufmerksamkeit, geistige Präsenz und Immunsystem, gut bei Augenirritationen, Überfunktion der Schilddrüse, Bluthochdruck
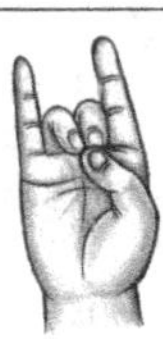	***Apana Mudra***	reinigt und entgiftet, Darmbewegung, Monatszyklus, Ausscheidungssystem, Verstopfung, Hämorrhoiden, Erbrechen, reinigt die Nervenzellen, beseitigt Blockaden des Urogenitalsystems, Nieren, Zahnprobleme, Kopfschmerzen, Zahnschmerzen, Bauchschmerzen, Rückenschmerzen, Gelenkschmerzen, Bluthochdruck, Schlaflosigkeit, Diabetes

Ansicht	Mudra	Wirkungsbereiche/ Beschwerdebilder
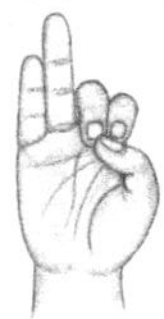	***Vyana Mudra***	Blutkreislauf, Blutdruck, Schläfrigkeit, Körpertemperatur, Durst, Schwitzen, Urin, Durchfall
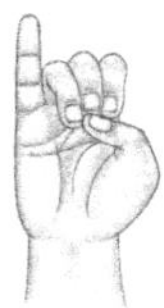	***Udana Mudra***	Körperwachstum, sprechen, Fähigkeit zu stehen, Kreativität, Atmungssystem, Schilddrüse, Nebenschilddrüse, Denkprozess, Sprechen, Nieren, Funktion der Glieder, Konzentration, Erinnerungsvermögen, Asthma
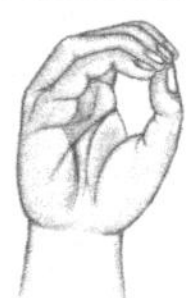	***Samana Mudra***	Instrument der Heilung, harmonisiert die fünf Elemente im Körper, Giftstoffe, Konzentration, beruhigt, Immunsystem, regeneriert, Verdauungssystem, Bluthochdruck, Stoffwechsel, Leber, Verdauungsstörungen, Schmerzen
Mudras und die Welt der Chakras		
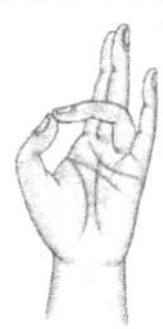 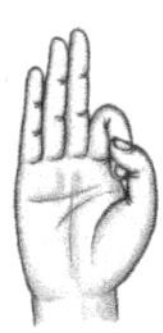	***Prithvi Mudra*** ***Jnana Mudra/ Vayu Mudra***	***Muladhara Chakra*** – Wurzelzentrum Energiebasis, emotionale Stabilität, Unruhe, Angst, Nervosität, Ausscheidungsorgane, Geruchssinn, feste Bestandteile des Körpers
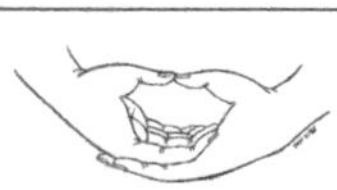 	***Dhyana Mudra*** ***Bhairava/ Bhairavi Mudra***	***Svadhisthana Chakra*** – Sakralzentrum/Sexualzentrum »Wohnort des Selbst«, sexuelles Empfinden, Geschmackssinn, Instinkte, Kreativität, Uterus, Genitalien, Blase, Nieren und endokrine Drüsen

Ansicht	Mudra	Wirkungsbereiche/ Beschwerdebilder
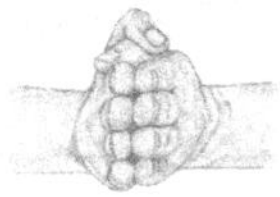 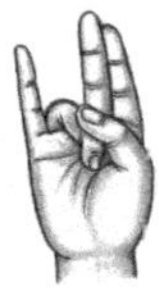 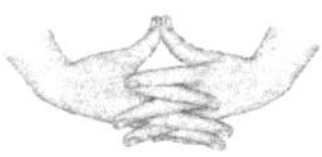	***Manipura Chakra Mudra*** ***Surya Mudra*** ***Karkata/*** ***Karkatika Mudra***	***Manipura Chakra*** - Nabelzentrum Zentrum der Lebensenergie, Energiespeicher, Selbstbewusstsein, Sehsinn
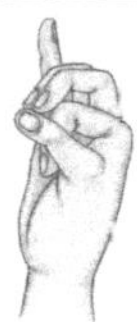 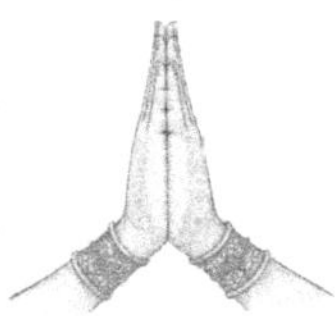 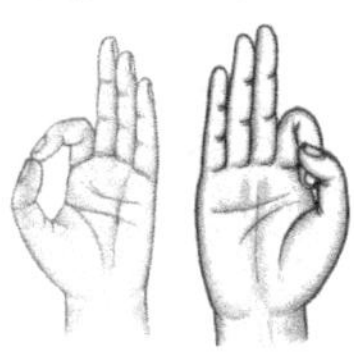 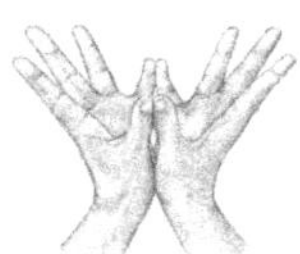 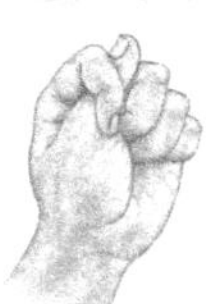	***Mritsamjivani Mudra*** ***Hridaya Mudra*** ***Anjali Mudra*** ***Jnana Mudra/*** ***Vayu Mudra*** ***Padma Mudra*** ***Kapittha Mudra***	***Anahata Chakra*** - Herzzentrum Sitz Pranas, Herz, Lunge, Brust und Thymusdrüse, Liebe, Mitgefühl, Zuneigung, Menschlichkeit, Toleranz, Güte

Ansicht	Mudra	Wirkungsbereiche/ Beschwerdebilder
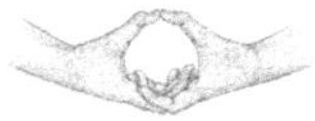 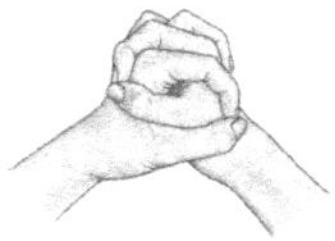	***Vishuddha Chakra Mudra Granthita Mudra***	***Vishuddha Chakra*** – Kehl(kopf)zentrum Selbstheilungskräfte Kehle, Kehlkopf, Schilddrüse, Vagusnerv, Lymphsystem, Hals, Nacken, Luftröhre, Speiseröhre, oberer Lungenbereich, Bronchien, Schulter, Nacken, Kiefer, Atmung und Stimme, Tumore
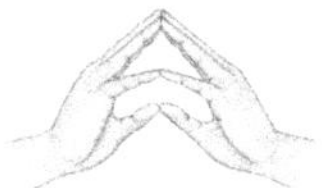 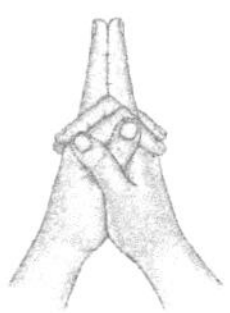 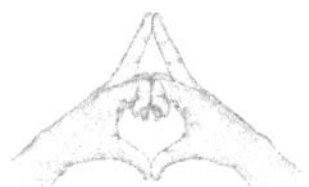 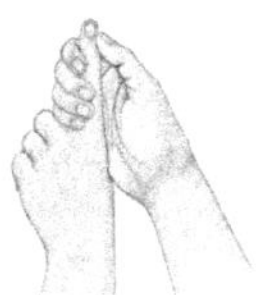	***Hakini Mudra Matangi Mudra Ajna Chakra Mudra I und II***	***Ajna Chakra*** – Stirnzentrum Intuition, Zirbeldrüse, Stoffwechsel, Augen, Ohren, Nase, Hals, alle Sinne, zentrales Nervensystem, Hirnanhangsdrüse, Biorhythmus, Wahrnehmung, Kopfschmerzen, Migräne, Schwindelgefühle, Augen- und Ohrenleiden, Schnupfen und Nasennebenhöhlenerkrankungen, Gedächtnisstörungen und neurologische Störungen, Verwirrung, Ängste, Konzentrationsschwäche, Albträume und Halluzinationen

Ansicht	Mudra	Wirkungsbereiche/ Beschwerdebilder
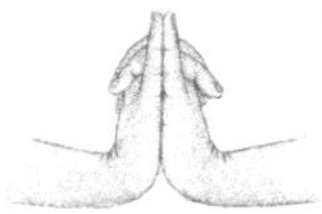 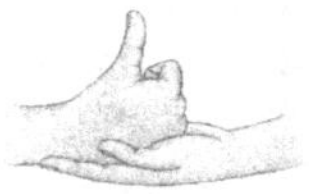 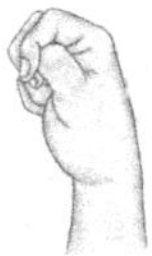 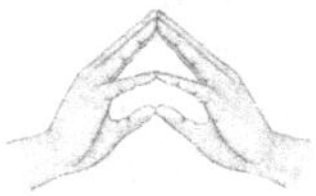 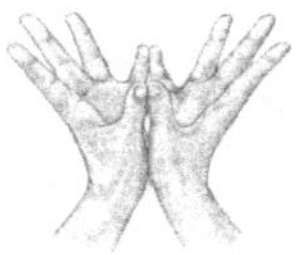	***Sahasrara Chakra Mudra/ Murti Mudra Shiva Lingam Mudra Adi Mudra Hakini Mudra Padma Mudra***	***Sahasrara –*** Scheitelzentrum/Kronenzentrum Zirbeldrüse, Harmonie, Ausgeglichenheit, Erleuchtung

Ansicht	Mudra	Wirkungsbereiche/ Beschwerdebilder
Mudras und die Welt von Körper, Geist und Seele		
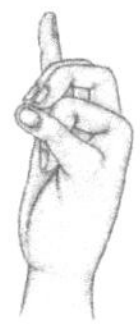	***Mritsamjivani Mudra***	Blutdruck, Herzattacken
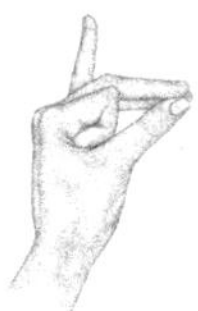	***Hridaya Mudra***	Herz, Blutdruck, Angstzustände, emotionale Qualitäten des Herzens, Asthma, Bronchitis, Lungen- und Brusterkrankungen
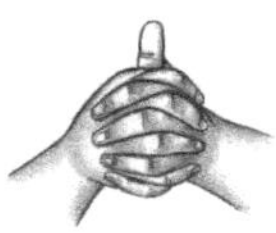 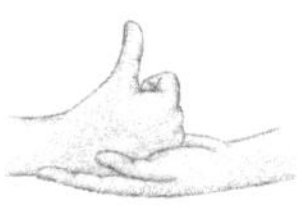	***Lingam Mudra I und II***	Erkältungskrankheiten, Asthma, Nebenhöhlenentzündungen, niedriger Blutdruck, Immunsystem
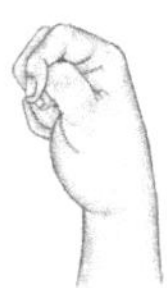	***Adi Mudra/ Tse Mudra***	Zufriedenheit, Glück, Trauer, Angst, Stress, Aggressionen, Nervensystem, Nieren, Blase, Schnarchen, höhere Bewusstseinsebenen
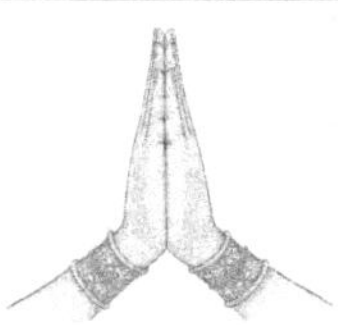	***Anjali/ Namaskar Mudra***	Harmonie, Ehrerbietung, Stress, Angst, Hingabe
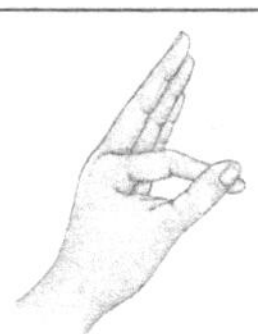	***Ahamkara Mudra***	Selbstvertrauen, Selbstbewusstsein, Angst, Unsicherheit, Verdauung

Ansicht	Mudra	Wirkungsbereiche/ Beschwerdebilder
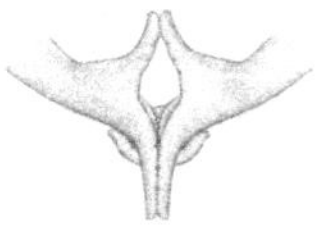	***Yoni Mudra***	Nervensystem, Konzentration, Depressionen, Herz, Geist, innerer Frieden
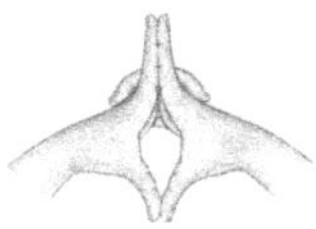	***Uttarabodhi Mudra***	Nervensystem, Dickdarm, Lungenfunktion, Herz, Energiehaushalt
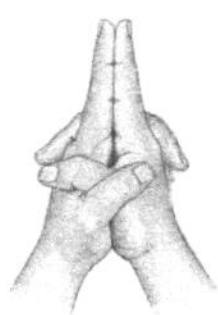	***Kshepana Mudra***	reinigt Körper und Geist, Stress, Lunge, Haut, Dickdarm
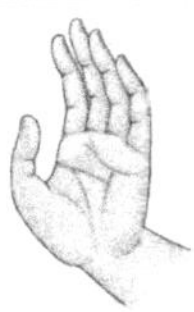 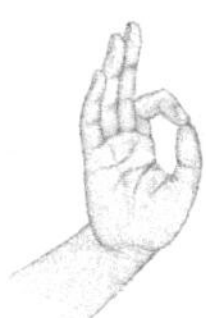	***Abhaya Mudra*** ***Abhaya Mudra mit Jnana Mudra***	Furchtlosigkeit, Angst
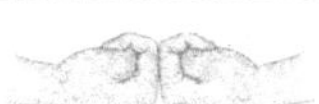	***Brahma Mudra***	Depressionen, beruhigt, Nervensystem, unruhiger Geist, stärkt Pranafluss, Schnarchen, Sauerstoffzufuhr, erhöht Lungenkapazität, Verdauungssystem, innere Organe
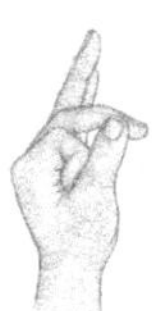	***Bhramara Mudra***	Allergien, Atemwegserkrankungen, Halschakra, Schilddrüse, Vagusnerv, Asthma, Bronchitis, Lunge, Dickdarm, Immunsystem, Husten, Kurzatmigkeit

Ansicht	Mudra	Wirkungsbereiche/ Beschwerdebilder
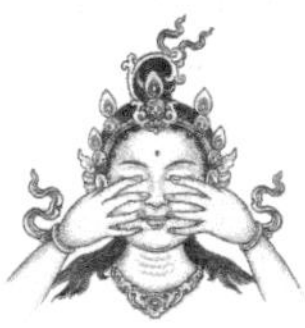	***Shanmukhi Mudra***	siehe vorige Seite: *Bhramara Mudra*
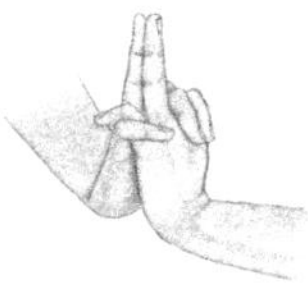	***Kali Mudra***	beseitigt Blockaden in der Sushumna, entgiftet, innere Stärke, Angst, Depressionen, Schlaflosigkeit
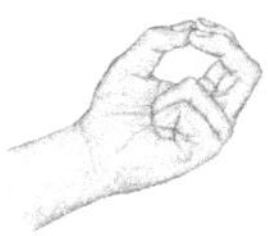	***Kubera Mudra***	Gesundheit im Allgemeinen, Zufriedenheit, Wunscherfüllung, geistiger Frieden
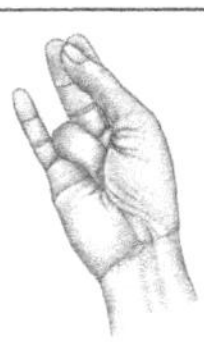	***Mahashirsha Mudra***	Klärung des Geistes, Kopfschmerzen, Nebenhöhlenverschleimungen, Stirnhöhle, Augen
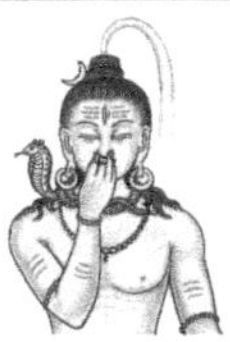	***Vishnu Mudra***	inneres Gleichgewicht, Harmonisierung der beiden Gehirnhälften, Nadis werden geöffnet und gereinigt, Allergien, Asthma und Erkältungskrankheiten, harmonisiert Energien aller Körpersysteme
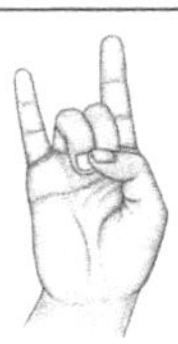	***Karana Mudra***	entgiftet, entschlackt, Harnwege, Nieren, Blase, Dickdarm, Verdauungsprobleme, übermäßiges Schwitzen
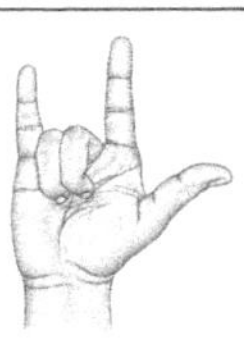	***Meao Mudra (Miau Mudra)***	stimulierend, Nervosität, Unruhe, Verdauungsprobleme, Herzbeschwerden, Kreislaufstörungen, optimiert den Blutdruck

Ansicht	Mudra	Wirkungsbereiche/ Beschwerdebilder
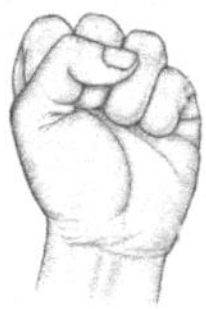	***Mushti Mudra***	Verdauungsorgane, Leber, Magen, Verdauung, Sorgen, Herzbeschwerden, Blutdruck senkend
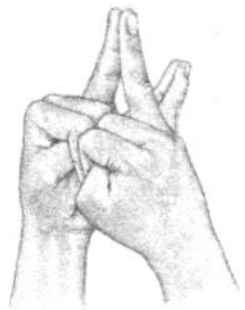	***Shakti Mudra***	beruhigend, entspannend, Beckenorgane, Schlaflosigkeit, Krämpfe, sexuelle Traumata, harmonisiert Kapha, führt Energie des Muladhara Chakra nach oben
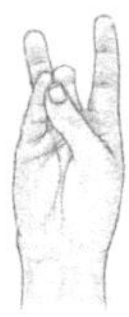	***Prshtha(ka) Mudra***	Rückenschmerzen, Krämpfe, Zirbeldrüse, Hirnanhangsdrüse
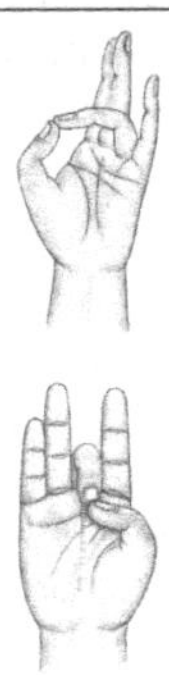	***Gulpha Mudra (rechte und linke Hand)***	Gelenkschmerzen

Register hilfreicher Mudras (nach Beschwerden und Wirkungsbereichen geordnet)

Wirkungsbereich/Beschwerden	Mudra
Abgespanntheit	*Meao Mudra (Miau Mudra)*
Absorption der Luft beim Atmen	*Samana Mudra*
Achtsamkeit	*Dhyana Mudra*
	Bhairava/Bhairavi Mudra
Achtsamkeit	*Yoni Mudra*
Adrenalindrüsen	*Manipura Chakra Mudra*
Aggressionen	*Adi/Tse Mudra*
Ajna Chakra	*Hakini Mudra*
Aktivität	*Prana Mudra*
Allergien	*Bhramara Mudra*
	Vishnu Mudra
Allrounder	*Samana Mudra*
Anahata Chakra	*Hridaya Mudra*
Angina pectoris	*Akasha/Shunyata Mudra*
	Apana Mudra
Angst	*Abhaya Mudra*
	Mushti Mudra
	Prithvi Mudra
	Anjali Mudra
	Bindu/Soma Chakra
	Kali Mudra
	Vayu Shaamak Mudra
	Adi/TseMudra
	Karana Mudra
	Brahma Mudra
	Hridaya Mudra
Ärger	*Akasha/Shunyata Mudra*
Arterien	*Mritsamjivani Mudra*
Arthritis	*Vayu Shaamak Mudra*
	Gulpha Mudra
Assimilation der Nahrung	*Samana Mudra*

Bettnässen	*Jala Shaamak Mudra*
Bewusstsein	*Adie/Tse Mudra*
Blähungen	*Jnana/Vayu Mudra*
	Samana Mudra
Blase	*Jala Mudra*
	Dhyana Mudra
	Bhairava/Bhairavi Mudra
	Adi/Tse Mudra
	Karana Mudra
Blut	*Prana Mudra*
	Samana Mudra
Blutdruck	*Mritsamjivani Mudra*
	Meao Mudra (Miau Mudra)
	Mushti Mudra
	Hridaya Mudra
Blutergüsse	*Jala Shaamak Mudra*
Blutfluss	*Prana Mudra*
Blutfluss zum Hirn	*Udana Mudra*
Bluthochdruck	*Akasha/Shunyata Mudra*
	Prana Mudra
	Apana Mudra
	Samana Mudra
blutreinigend	*Jala Mudra*
Brennen der Hände	*Apana Mudra*
Bronchien	*Apana Mudra*
	Akasha/Shunyata Mudra
Bronchitis	*Hridaya Mudra*
	Bhramara Mudra
Brust	*Adi/Tse Mudra*
	Hridaya Mudra
Cholesterin	*Prithvi Shaamak/Surya Mudra*
chronische Müdigkeit	*Prana Mudra*
Darm	*Jnana/Vayu Mudra*
	Apana Mudra
Debilität	*Prana Mudra*
Denkprozess	*Udana Mudra*

Denkvermögen	*Brahma Mudra*
Depressionen	*Jnana/Vayu Mudra*
	Udana Mudra
	Bindu/Soma Chakra
	Yoni Mudra
	Brahma Mudra
	Kali Mudra
Diabetes	*Prithvi Mudra*
	Prithvi Shaamak/Surya Mudra
	Apana Mudra
	Mutrashaya Mudra
Dickdarm	*Prithvi Mudra*
	Uttarabodhi Mudra
	Kshepana Mudra
	Bhramara Mudra
	Karana Mudra
Durchblutung	*Kubera Mudra*
Durchfall	*Jala Shaamak Mudra*
	Vyana Mudra
Durst	*Prana Mudra*
	Vyana Mudra
	Bindu/Soma Chakra
Einsichtsfähigkeit	*Murti Mudra*
Enddarm	*Prithvi Mudra*
endokrine Drüsen	*Dhyana Mudra*
	Bhairava/Bhairavi Mudra
Energiehaushalt	*Uttarabodhi Mudra*
Entgiftung	*Kali Mudra*
	Akasha/ShunyataMudra
Entschlossenheit	*Kubera Mudra*
Entspannung	*Vayu Shaamak Mudra*
epileptische Anfälle	*Vayu Shaamak Mudra*
Erkältung	*Prithvi Mudra*
	Vishnu Mudra
	Lingam Mudra
Erregung	*Vayu Shaamak Mudra*

exzessive Menstruation	*Jala Shaamak Mudra*
exzessives Schlafbedürfnis	*Vyana Mudra*
feste Bestandteile des Körpers	*Prithvi Mudra*
Festigkeit	*Prithvi Mudra*
Fettleibigkeit	*Jala Shaamak Mudra*
	Prithvi Mudra
	Prithvi Shaamak/Surya Mudra
feucht-kalter Körper	*Jala Shaamak Mudra*
Fieber	*Prithvi Mudra*
Flatulenzen	*Jnana/Vayu Mudra*
	Samana Mudra
Funktion der Glieder	*Udana Mudra*
Funktionen des Gehirns	*Murti Mudra*
Furchtlosigkeit	*Abhaya Mudra*
Gallenblase	*Manipura Chakra Mudra*
	Matangi Mudra
Gedächtnis	*Hakini Mudra*
	Jnana/Vayu Mudra
Geduld	*Karana Mudra*
Gefühle	*Jala Mudra*
Gehirn	*Jnana/Vayu Mudra*
	Hakini Mudra
	Brahma Mudra
Geist	*Murti Mudra*
	Yoni Mudra
	Kshepana Mudra
	Brahma Mudra
Geistesruhe	*Kubera Mudra*
geistige Präsenz	*Prana Mudra*
geistiger Frieden	*Kubera Mudra*
Gelassenheit	*Karana Mudra*
Gelenkschmerzen	*Vayu Shaamak Mudra*
	Apana Mudra
	Gulpha Mudra
Genitalien	*Dhyana Mudra*
	Bhairava/Bhairavi Mudra

Geruchssinn	*Prithvi Mudra*
	Kubera Mudra
gesamter Körper	*Meao Mudra (Miau Mudra)*
Geschmackssinn	*Jala Mudra*
geschwächte Darmflora	*Bhramara Mudra*
Gewichtsreduktion	*Prithvi Shaamak/Surya Mudra*
Gicht	*Jnana/Vayu Mudra*
	Vayu Shaamak Mudra
Giftstoffe	*Brahma Mudra*
	Samana Mudra
Gleichgewichtssinn	*Akasha/Shunyata Mudra*
Glück	*Adi/Tse Mudra*
grauer Star	*Prana Mudra*
Haarausfall	*Prithvi Mudra*
Haare	*Prithvi Mudra*
Halsprobleme	*Akasha Shaamak / Shunya Mudra*
	Jala Shaamak Mudra
Hämorrhoiden	*Apana Mudra*
	Mutrashaya Mudra
Handlungsorgane	*Manipura Chakra Mudra*
Harmonie	*Murti Mudra*
	Ahamakara Mudra
Harn	*Mutrashaya Mudra*
Harnblase	*Apana Mudra*
Harnwege	*Karana Mudra*
Haut	*Prithvi Mudra*
	Jala Mudra
Herz	*Akasha/Shunyata Mudra*
	Apana Mudra
	Yoni Mudra
	Uttarabodhi Mudra
	Kubera Mudra
	Mritsamjivani Mudra
	Meao Mudra (Miau Mudra)
	Mushti Mudra
	Apana Mudra

Heuschnupfen	*Vishnu Mudra*
Hirn	*Prithvi Mudra*
Hirnanhangsdrüse	*Hakini Mudra*
	Prshtha(ka) Mudra
hoher Blutdruck	*Vyana Mudra*
hören	*Bhramara Mudra*
Hormonungleichgewicht	*Vayu Shaamak*
Hunger	*Prana Mudra*
	Bindu/Soma Chakra
Husten	*Prithvi Mudra*
	Bhramara Mudra
Hydrozele	*Jala Shaamak Mudra*
Immunsystem	*Prana Mudra*
	Samana Mudra
	Lingam Mudra
	Bhramara Mudra
innerer Frieden	*Yoni Mudra*
Inspiration	*Bhramara Mudra*
Instrument der Heilung	*Samana Mudra*
Intelligenz	*Jnana/Vayu Mudra*
Intuition	*Jala Mudra*
	Hakini Mudra
	Kali Mudra
Ischias	*Vayu Shaamak Mudra*
Kehle	*Udana Mudra*
	Adi/Tse Mudra
Kieferschmerzen	*Matangi Mudra*
Klarheit	*Ahamakara Mudra*
Knie	*Apana Mudra*
Knochen	*Prithvi Mudra*

Konzentration	*Udana Mudra*
	Samana Mudra
	Dhyana Mudra
	Bhairava/Bhairavi Mudra
	Yoni Mudra
	Vishnu Mudra
	Jnana/Vayu Mudra
	Vayu Shaamak Mudra
	Hakini Mudra
Kopf	*Adi/Tse Mudra*
	Akasha/ShunyataMudra
	Apana Mudra
	Mahashirsha Mudra
Körpertemperatur	*Mutrashaya Mudra*
	Prithvi Shaamak/Surya Mudra
Körperwärme	*Dhyana Mudra*
	Bhairava/Bhairavi Mudra
Kraft	*Manipura Chakra Mudra*
Krämpfe	*Prana Mudra*
Kreativität	*Jala Mudra*
	Uttarabodhi Mudra
	Bhramara Mudra
Kreislauf	*Jnana/Vayu Mudra*
	Meao Mudra (Miau Mudra)
	Vayu Shaamak Mudra
Kronenzentrum	*Adi/Tse Mudra*
Kummer	*Meao Mudra (Miau Mudra)*
Kurzatmigkeit	*Bhramara Mudra*
Lähmungen	*Vayu Shaamak Mudra*
	Jnana/Vayu Mudra
laufende Nase	*Jala Shaamak Mudra*
	Mutrashaya Mudra
Lebensenergie	*Manipura Chakra Mudra*

Leber	*Prithvi Shaamak/Surya Mudra*
	Samana Mudra
	Matangi Mudra
	Mushti Mudra
Lippen	*Prana Mudra*
Lunge	*Hridaya Mudra*
	Bhramara Mudra
	Kubera Mudra
	Meao Mudra (Miau Mudra)
	Uttarabodhi Mudra
	Adi/Tse Mudra
	Brahma Mudra
Lymphsystem	*Mutrashaya Mudra*
	Jala Mudra
	Udana Mudra
Magen	*Matangi Mudra*
	Mushti Mudra
	Vayu Shaamak
	Manipura Chakra Mudra
Magersucht	*Prithvi Mudra*
Mandeln	*Jala Mudra*
Manipura Chakra	*Manipura Chakra Mudra*
Menstruationsstörungen	*Mutrashaya Mudra*
mentale Aktivität	*Adi/Tse Mudra*
Migräne	*Akasha/ShunyataMudra*
Milz	*Jala Mudra*
	Matangi Mudra
Mitgefühl	*Hridaya Mudra*
Monatszyklus	*Apana Mudra*
Morbus Parkinson	*Vayu Shaamak Mudra*
Müdigkeit	*Prithvi Mudra*
	Brahma Mudra
Muladhara Chakra	*Prithvi Mudra*
Mund	*Prithvi Mudra*
	Prana Mudra
	Apana Mudra

Ohren	*Akasha/Shunyata Mudra*
	Apana Mudra
	Jnana/Vayu Mudra
Pickel	*Jala Mudra*
Pranayamas	*Vishnu Mudra*
Psoriasis	*Jala Mudra*
Rachen	*Prana Mudra*
Rehydrierung von Haut und Gelenkknorpeln	*Vayu Shaamak*
Reinigung	*Samana Mudra*
Reizbarkeit	*Brahma Mudra*
Reizmagen	*Prithvi Shaamak/Surya Mudra*
Reproduktionsorgane	*Jala Mudra*
rote Augen	*Prana Mudra*
Rückenschmerzen	*Apana Mudra*
	Prshtha(ka) Mudra
Ruhelosigkeit	*Udana Mudra*
	Anjali Mudra
	Vayu Shaamak Mudra
	Prana Mudra
Sahasrara Chakra	*Adi/Tse Mudra*
	Murti Mudra
Schenkel	*Apana Mudra*
Schilddrüse	*Prithvi Shaamak/Surya Mudra*
	Prana Mudra
	Udana Mudra
	Granthita Mudra
	Hakini Mudra
	Bhramara Mudra
	Akasha Shaamak/Shunya Mudra

Sorgen	*Meao Mudra (Miau Mudra)*
Spannungen	*Udana Mudra*
Speichelfluss	*Jala Shaamak Mudra*
spirituelle Ruhe	*Yoni Mudra*
Sprache	*Udana Mudra*
	Bhramara Mudra
Stabilität	*Prithvi Mudra*
Star (Grauer oder Grüner)	*Prithvi Shaamak/Surya Mudra*
Stimme	*Granthita Mudra*
	Vayu Shaamak Mudra
Stirnhöhle	*Mahashirsha Mudra*
	Kubera Mudra
Stoffwechsel	*Samana Mudra*
	Hakini Mudra
	Manipura Chakra Mudra
Stress	*Prithvi Shaamak/Surya Mudra*
	Vayu Shaamak Mudra
	Prana Mudra
	Udana Mudra
	Dhyana Mudra
	Hridaya Mudra
	Yoni Mudra
	Kshepana Mudra
	Brahma Mudra
	Shakti Mudra
	Adi/Tse Mudra
Stuhlgang	*Akasha/Shunyata Mudra*
Svadhisthana Chakra	*Jala/Jala Shaamak Mudra*
	Dhyana Mudra
Taubheit	*Akasha Shaamak / Shunya Mudra*
Thymusdrüse	*Jala Mudra*
Trauer	*Adi/Tse Mudra*
trockene Haare	*Jala Mudra*
Trockenheit im Körper	*Jala Mudra*
Übergewicht	*Lingam Mudra*
übermäßiger Speichelfluss	*Mutrashaya Mudra*

Mudras von A bis Z
(alphabetisch geordnet)

Sanskrit-name	deutsche Bezeichnung	Wirkung(en)	Abb. Seite
abhaya	Geste der Furchtlosigkeit	beruhigt Körper und Geist	154
adi (siehe auch *tse*)	Geste des Glücks/ Geste der drei Geheimnisse	führt zu Zufriedenheit, gegen Angst, Trauer, Stress	141
ahamkara	Geste des Ichgestalters	Selbstvertrauen	146
ajna chakra	Geste des Stirnzentrums	zentrales Nervensystem, Biorhythmus	120
akasha (siehe *shunya(ta)*)	Geste des Raums	entgiftet, Ohren, Schilddrüse	40
anjali/namaskara	Geste des Grußes und der Verehrung	Herz, Gefühle	143
apana	Geste der sich entfernenden Energie	reinigt, entgiftet	59
bhairava/ bhairavi	Geste Bhairavas/ Bhairavis	Meditationsgeste, beruhigt	86
bhramara	Geste der Biene	Atemwegserkrankungen, Asthma, Immunsystem	159
brahma	Geste Brahmas	Nervensystem, Verdauungssystem	155
dhyana	Geste der Meditation	Ruhe und Gelassenheit	84
gulpha	Gelenksgeste	Gelenke	181
hakini	Die Geste Hakinis, Problemlösungsgeste	Nervensystem, Augen- und Ohrenleiden	115
hridaya	Geste des Herzens	Herz, Mitgefühl	60
jala (siehe *varuna*)	Geste des Wassers	Flüssigkeitshaushalt	32
jala shaamak/ jalodamshaka	feuchtigkeitsreduzierende Geste	Flüssigkeitsreduktion	33

Sanskrit-name	deutsche Bezeichnung	Wirkung(en)	Abb. Seite
jnana/gyana	Geste des Wissens und der Weisheit	Ausscheidungsorgane	43
kali	Geste der Göttin Kali	entgiftet	163
kapittha	Geste des Holzapfels	Herz, Lunge	103
karana	Geste der Harmonie	entgiftet, Harnwege	173
karkata	die Krabbe	reinigt, Ausscheidungsorgane	91
khechari	der Zungenverschluss	Körperenergie	124
kshepana	Geste des Loslassens	reinigt, Stressabbau	150
kubera	Beschützer des Reichtums	Atmungssystem, Herz, Lunge	165
lingam	Geste Shivas	Entgiftung, Erkältungskrankheiten, Immunsystem	139
mahashirsha	große Kopfgeste	Klärung des Geistes, Kopfschmerzen, Stress	168
manipura chakra	Manipura Chakra Geste, Wohnsitz der Edelsteine	Verdauungsorgane	91
matangi	Geste Matangis, der Hüterin der Weisheit	Entgiftung, Atmung, Verdauungssystem	118
meao	Geste der Katze	Blutdruck	174
mritsamjivani	die lebensspendende Geste	Herz	137
murti	Geste der Manifestation des Göttlichen	Harmonie, Ausgeglichenheit	127
mushti	Geste der Faust	Verdauung, Blutdruck	177
mutrashaya	Geste der Nieren	Nierenerkrankungen	
namaskara (anjali)	Geste der Begrüßung und der Ehrerbietung	Ehrerbietung, Harmonie	143

Sanskrit-name	deutsche Bezeichnung	Wirkung(en)	Abb. Seite
padma	Lotusgeste	Gefühle, Immunsystem	102
prana	Geste der Lebensenergie	belebt, verjüngt, Immunsystem	58
prithvi	Erdgeste	Vitalität, Knochen, Muskeln	36
prithvi shaamak (siehe *surya*)	erdreduzierende Geste	Verdauungsorgane, Fett	37
prshtha(ka)	Rückengeste	Rücken	180
sahasrara chakra	Geste des Sahasrara (Tausendschön)	Harmonie, Ausgeglichenheit	127
samana	Geste der ausgleichenden Energie	Gesamter Organismus, Lebenskraft	64
shakti	Geste der Göttin	Schmerzlöser	179
shanmukhi	Geste Shanmukhas/der sechs Öffnungen	Stille	162
shanti	Friedensgeste	Harmonie	184-188
shunya(ta) (siehe *akasha*)	Geste der Leere und des Raums	siehe Akasha	40
surya (siehe *prithvi shaamak*)	Sonnengeste	Erhöhung der Körpertemperatur	37
tse (siehe auch *adi*)	Geste der drei Geheimnisse	Zufriedenheit, Stressabbau	141
udana	Geste der aufsteigenden Energie	Schilddrüse, Sprache, Atmung	63
uttarabodhi	Geste des vollkommenen Erwachens	Nervensystem, Energie, Atmung	150
varuna (siehe *jala*)	Geste des Wassers	siehe Jala	33
vata shaamak	windreduzierende Geste	reduziert ein Übermaß an Vata	46

Sanskrit-name	deutsche Bezeichnung	Wirkung(en)	Abb. Seite
vayu	Geste des Windes	Kreislauf, Nervensystem, Gehirn	45
vayu shaamak	windreduzierende Geste	reduziert ein Zuviel an Windenergie im Körper	45
vishnu	Geste Vishnus	Atem, Allergien	171 f.
vishuddha chakra	Geste des Kehlzentrums	Lymphsystem, Luftröhre	107
vyana	Geste der nach außen fließenden Energie	Blutdruck, Benommenheit	62
yoni	Geste der Göttin	innerer Frieden	148

Glossar: Verzeichnis wichtiger Sanskritbegriffe im Buch

acharya	(religiöser) Lehrer
adhara	Gefäß, Stütze
agni	Feuer
ahamkara	Ich-Macher, Ichbewusstsein
akasha	Raum, Äther
ama	Stoffwechselschlacken
amrita	Nektar der Unsterblichkeit; auch: *Soma*
anahata chakra	Herzzentrum
antara kumbhaka	Anhalten des Atems nach der Einatmung
anuloma viloma	Wechselatmung
ardha matsyendrasana	halber Drehsitz (halber: *ardha*; Matsyendra: Name eines mythischen Yogameisters)
asamyukta hasta	einhändige *Mudras/Hastas*
asana	Sitz, Yogahaltung
ashram(a)	klosterähnlicher Meditationsort, Zufluchtsort, Einsiedelei
ashtanga yoga	Achtgliedriger Yoga
avidya	Nicht-Wissen
ayurveda	wörtlich: Wissenschaft vom Leben, altindische ganzheitlich-medizinische Wissenschaft
bahya kumbhaka	Anhalten des Atems nach der Ausatmung
bandha	Verschluss, Bindung, Knoten, Muskelkontraktion
bharatanatyam	klassischer indischer Tanz (*Bharata*: Indien; *Natya*: Tanz)
bhastrika	Blasebalg; Atemtechnik
bhrama pranayama (bhramari)	Hummel; Atemtechnik
bhujangasana	Asana (Kobra)
brahma	Schöpfer; einer der drei Hauptgötter des Hinduismus neben *Vishnu* (Erhalter) und *Shiva* (Zerstörer)
brahman	das Absolute, Unveränderliche
brahmarandhra	Öffnung zum Brahman; feinstoffliche Körperöffnung am Scheitelpunkt des Kopfes
buddhi	Intellekt (auch: *Mahat*)

chakra	Rad, Kreis; feinstoffliches Energiezentrum
chandra	Mond; Stelle am hinteren Gaumendach, von der auf feinster körperlicher Ebene *Amrita* (*Soma*), der Nektar der Unsterblichkeit, fließt
chela	Diener, Schüler
chin mudra	Geste des Bewusstseins
darshana	Sehen, Anblick (eines Heiligen); sechs klassische Philosophiesysteme Indiens
dharana	Konzentration, Aufmerksamkeit; sechstes Glied in Patanjalis Achtgliedrigem Yogapfad
dharma	Recht, Gesetz, göttliche Ordnung
dhyana	Meditation, Versenkung
dhyana mudra	Geste der Meditation
doshas	Fehler, Mangel; Konstitutionstyp im Ayurveda
ganga	Ganges
gheranda samhita	Kompendium des Gheranda; Quellentext des Hatha Yoga von Yogi Gheranda; stellenweise wörtliche Übereinstimmung mit der (früheren) Hatha Yoga Pradipika
granthi	Knoten; Blockaden in der *Sushumna*, die den Aufstieg der *Kundalini* ver/behindern. *Brahma-Granthi* im Bereich des Beckenbodens (*Muladhara Chakra*), *Vishnu-Granthi* im Herzzentrum (*Anahata Chakra*) und *Rudra/Shiva-Granthi* im Stirnzentrum (*Ajna Chakra*)
guna	Qualität, Grundeigenschaft; Grundeigenschaften der gesamten Schöpfung
guru	groß, ehrwürdig; spiritueller Lehrer
har(i)dwar	*Vishnus* (Hari) Tor
hasta	Hand
hatha yoga pradipika	»die kleine Leuchte des Hatha Yoga« oder »Licht auf Hatha Yoga«; Quellentext des Hatha Yoga von Swatmarama Suri aus dem 14. Jahrhundert

hatha yoga — Yogastil, der auf den drei Komponenten Asanas (Körperhaltungen), Pranayama (Atemübungen) und Meditation fußt

ida — Erfrischung, Belebung; feinstofflicher Energiekanal, der im linken Nasenloch endet

jala — Wasser, Flüssigkeit, Nass

jalandhara bandha — Halsverschluss; benannt nach dem großen Yogi Jalandhara

japa — flüstern, murmeln; Rezitieren eines *Mantras*

jnana mudra — Geste der Erkenntnis und des Wissens

kalagni — alles zerstörende Feuersbrunst am Ende der Zeit

kali — die Schwarze; Gemahlin *Shivas* in ihrem zerstörerischen Aspekt

kapha — Schleim; eines der drei *doshas* (Konstitutionstypen) des Ayurveda

karana — Ursache, Ursprung; Folge von *asanas*

kaya — Körper, Leib

khechari — sich im Luftraum bewegend; fortgeschrittene Mudra

kosha — Hülle, Gefäß

kriya — Reinigungstechniken des Hatha Yoga

kumbha mela — Versammlung *(mela)* der Vase *(khumba)*, größtes hinduistisches Fest

kundalini — mythische Schlangenkraft, die am unteren Ende der Wirbelsäule ruht; Erscheinungsform Durgas

lakshman — Bruder Ramas

ma(r)jar(i)asana — Katze; Asana

mahabutas — große *(maha)* Elemente: Wasser, Raum, Wind, Erde, Feuer

mahamarma — großes *Marma*; sieben besonders bedeutende *Marma*punkte (siehe *marma*) im Bereich der *Chakras*

mala — mit zwei kurzen »a«: Giftstoffe

mala — mit zwei langen »a«: Gebetskette

manas	Geist
mandir	Tempel
manipura chakra	Nabelzentrum
mantra	Wort der Kraft, heilige Silbe
markat	Affe
marma	107 Vitalpunkte im menschlichen Körper
maun(a)	Schweigen
moksha	Befreiung, Erlösung (vom Rad der Wiedergeburten)
mudra	Siegel, Zeichen, Geste; bestimmte Handhaltungen, fortgeschrittene Körperübungen
mula bandha	Wurzelverschluss; Verschluss des Perineums
muladhara chakra	Wurzelzentrum
nadi shodana	Reinigung der *Nadis*; Atemübung *(Pranayama)*
nadis	feinstoffliche Energiekanäle im Körper
narayana	von *nara*: den Menschen betreffend und *ayana*: Gang, Weg; das Göttliche im Menschen; Bezeichnung für *Vishnu*, auf der Weltenschlange ruhend, zu Beginn eines neuen Zeitalters
nasikagra drishti	Blick auf die Nasenspitze (*nasa*: Nase, *agra*: Spitze, *drishti*: Blick, Blickrichtung)
padmanabha	Beiname *Vishnus*: Lotus *(padma)* -Nabel *(nabha)*
padmasana	Lotussitz
parvati	Gattin *Shivas*
Patanjali	indischer Gelehrter, Verfasser der Yoga Sutras. Lebte vermutlich im 2. vorchristlichen Jahrhundert
pingala	die Rötliche; feinstofflicher Energiekanal, der im rechten Nasenloch endet und den Körper erwärmt
pitta	Galle; eines der drei *doshas* (Konstitutionstypen) des Ayurveda
prakriti	Materie
prana	Atem, Lebenskraft
prani	die mit Prana ausgestatteten; alles Lebendige

pranayama	Kontrolle (*ayama*) der Lebenskraft/des Atems (*prana*)
prithvi	Erdelement
puraka	Einatmung
purusha	höchstes Selbst, Urseele
rahula	Fessel; Sohn Buddhas
rajas	Leidenschaft, Aktivität; eine der drei Grundeigenschaften (siehe *gunas*) der Schöpfung
ram(a)	siebte Inkarnation *Vishnus*, König von Ayodhya
rechaka	Ausatmung
rishikesh	Stadt der Heiligen (*rishi*: Weiser, Seher); Stadt in Uttarakandh (Nordindien)
sadhu	gut, vortrefflich; Weltentsager, Bettelmönch, Heiliger
Sahasrara/sahashradala padma	tausendblättriger Lotus; Scheitelzentrum, von dem tausend *nadis* ausgehen
samadhi	Sammlung, Versenkung, Überbewusstsein
sankhya/samkhya	ältestes philosophisches System Indiens
sattva	Reinheit, Wahrheit; eine der drei Grundeigenschaften (siehe *gunas*) der Schöpfung
shaamak	herabsetzen, vermindern
shambhavi	Gnädige, Segenspendende; zu Shiva (*Shambhu*) Gehörende, Parvati
shambhavi mudra	Mudra *Shivas*
shavasana	Toten-(*shava*)Stellung (*asana*)
shiva	Gott der Auflösung und Zerstörung (dessen, was überlebt ist); einer der drei Hauptgötter des Hinduismus
shunya/shunyata	Leere
siddhasana	Meistersitz (*siddha*: Meister), vollkommene Stellung
soham	Mantra der Upanishaden; Er (*so/sah*) bin ich (*aham*)
spandana	Urschwingung des Universums

surya	vedischer Sonnengott; feinstofflicher Energiekanal, der im rechten Nasenloch endet (siehe *pingala*)
sushumna	Hauptenergieleitbahn im System der *nadis*
svadhisthana chakra	Sakralzentrum
swami	Herr, Meister; Angehöriger eines Mönchsordens
swarg ashram	*swarg*: Himmel, *ashram*: klösterlicher Zufluchts- oder Meditationsort; Einsiedelei
tadasana	Berg-(*tada*)haltung; aufrechter Stand
tamas	Dunkelheit, Trägheit; eine der drei Grundeigenschaften (*gunas*) der Schöpfung
tantra	Gewebe, Zusammenhang, Lehrbuch; spirituelle Texte, oft in Form eines Dialogs zwischen *Shiva* und *Shakti*
tattva	Wahrheit, wahres Wesen, Grundprinzip
thangka	tibetisches, religiöses Rollbild
trataka	starren; eines der sechs *Kriyas* (Reinigungsübungen)
uddiyana bandha	Verschluss des Bauchraumes; Hochflieg-(*uddiyana*) Verschluss (*bandha*)
vajroli	Donnerkeil; eine Mudra
varuna	Gott des Wassers
vasuki	Weltenschlange
vata	Wind, Luft; eines der drei *doshas* (Konstitutionstypen) des Ayurveda
vayu	Wind, Luft, Gasförmiges
vishnu	der Erhalter in der indischen Göttertrias *Brahma*, *Vishnu* und *Shiva*
vishnu mudra	Handhaltung *Vishnus*
vishuddha chakra	Kehl(kopf)zentrum
yoga	Vereinigung, Verbindung; Verbindung mit dem höheren Selbst; abgeleitet von der Sanskritwurzel *yuj*: anschirren, anjochen
yogacharya	Yogalehrer
yogin	Yogapraktizierender

Dank

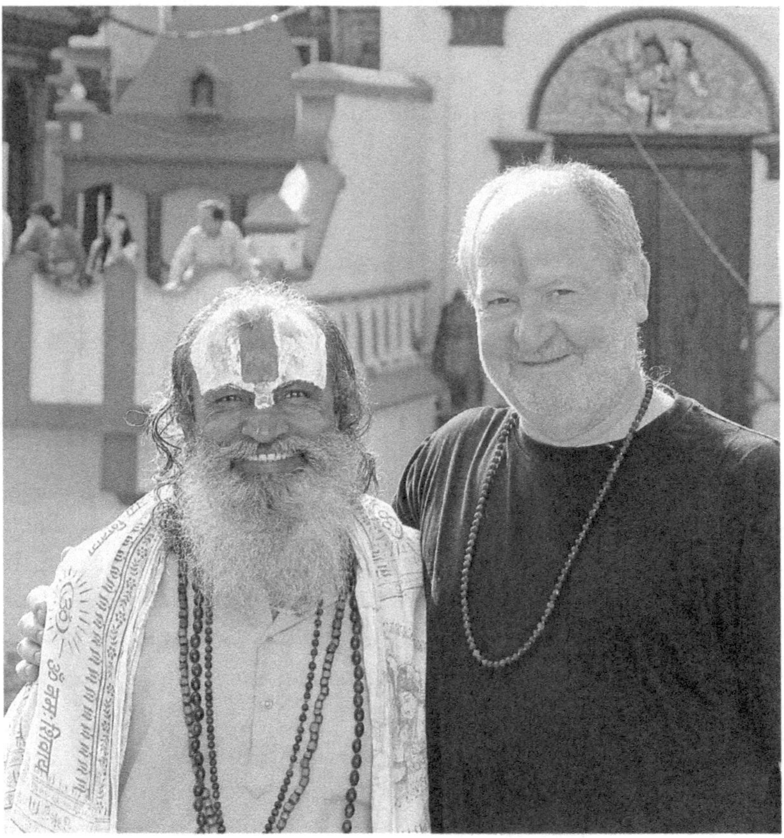

In tiefer Dankbarkeit all meinen Lehrern und Freunden gewidmet, insbesondere:

- Dandiswami Swami Hansananda Saraswati Ji Maharaj, der mich vor vielen Jahren als Schüler annahm,
- Shri Prabhupada Acharya Surya Prakash (Prabhuji), der mich zum Freund nahm, »nicht zum Schüler«,
- Lal Bahadur Basnet aus Sikkim, der mich als Erster mit dieser uralten Technik der Mudras bekannt machte,
- Dr. Ram Narayan Sah, mit seinem tiefgründigen Wissen über Yoga und Ayurveda – und damit natürlich auch Mudras – und westliche Medizin,
- Deepak Kumar Joshi, meinem viel zu früh verstorbenen Zeichner, Lehrer und Freund,
- Jayaram Giri, der »den Stab aufnahm« und die Zeichnungen zu Ende brachte, Freund mir auch seit so manchem Jahr,
- Dr. Palitha Warakawela, der mein Wissen über die Heilkräfte der Mudras vertiefte, und
- Maharishi Mahesh Yogi, mit dem all dies seinen Anfang nahm …

Ein besonderer Dank aber gilt allen, die an der Arbeit an diesem Buch beteiligt waren (it's my duty and my pleasure); insbesondere natürlich meiner Lektorin, Inga Heckmann, die mir stets mit Rat und Tat zur Seite stand und ohne die dieses Buch wohl zumindest nicht so veröffentlicht worden wäre. Und mir fallen hierzu immer wieder die (leicht abgewandelten) Worte Bert Brechts ein:

Aber rühmen wir nicht nur den Autor,
Dessen Name auf dem Buche prangt!
Denn man muss dem Autor seine Weisheit erst entreißen,
Darum sei der Lektorin auch gedankt:
Sie hat sie ihm abverlangt.

Ausgewählte Werke des Autors:

- **Das Yoga-Buch** (Knaur, antiquarisch erhältlich)
- **Die Blüte des Yoga** (Bastei Lübbe, antiquarisch erhältlich)
- **Ayurvedischer Yoga** (Knaur, Nachdruck Anaconda 2008, Nikol 2019)
- **Die Siegel des Lotus** (Bastei Lübbe, antiquarisch erhältlich
- **Ashtanga Yoga** (Synergia, 2020)
- **Buddha. Die Reise zum Selbst** (Anaconda, 2020)
- **Seid euch selbst Zuflucht. Theorie und Praxis der Achtsamkeitsmeditation** (Theravadanetz der DBU: www.theravadanetz.de)

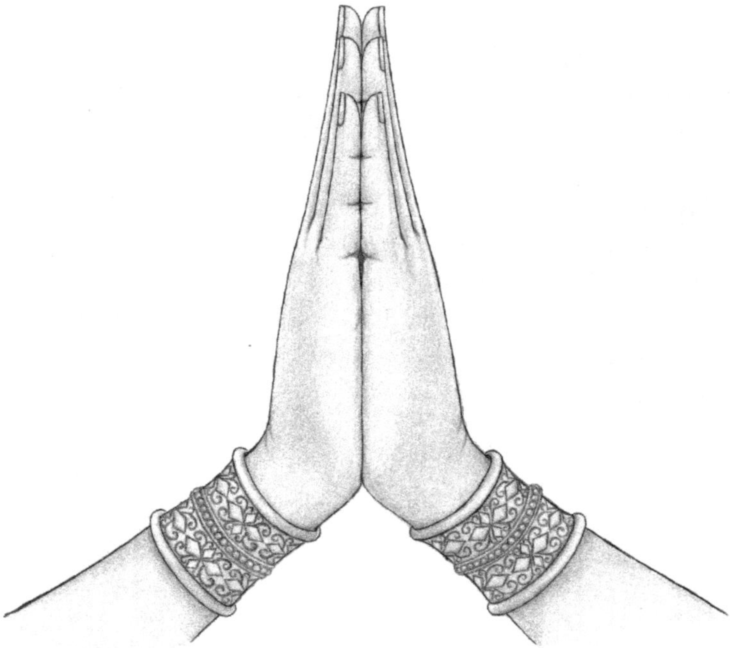